これでOK!
静脈栄養のレシピ

監修 濵田 康弘　徳島大学大学院ヘルスバイオサイエンス研究部
　　　　　　　　　　疾患治療栄養学分野　教授

編集 川添 和義　徳島大学大学院ヘルスバイオサイエンス研究部
　　　　　　　　　　臨床薬剤学分野　准教授

著 徳島大学病院栄養サポートチーム(NST)

じほう

監修・執筆

濱田康弘　徳島大学大学院ヘルスバイオサイエンス研究部
　　　　　　疾患治療栄養学分野 教授
　　　　　　徳島大学病院栄養部 部長

編集・執筆

川添和義　徳島大学大学院ヘルスバイオサイエンス研究部
　　　　　　臨床薬剤学分野 准教授
　　　　　　徳島大学病院薬剤部 副薬剤部長

執筆者（五十音順）

岡田直人　徳島大学病院薬剤部 助教
谷　佳子　徳島大学病院栄養部 栄養管理部門長
西　麻希　徳島大学病院栄養部
松村晃子　徳島大学病院栄養部 副部長
安井苑子　徳島大学大学院ヘルスバイオサイエンス研究部
　　　　　　疾患治療栄養学分野 助教

序文

　近年，実地臨床の現場で，栄養サポートチーム（NST）に代表されるように栄養管理・栄養療法に対する関心が高まっている。それに伴い，NSTに関わっている方々（特に医師，薬剤師以外の職種の方々）を中心に「静脈栄養はどのように勉強すればよいのか」，「具体的にどのように実施すればよいのか」といった声をよく耳にする。たしかに自分自身を振り返ってみても，先輩方の助けを借り，実際に処方しながら修得していった面が大きい。すなわち，静脈栄養に関して多くの成書もあるが，それらを読んだだけでは本当の意味で静脈栄養を会得することにはつながらないと思われる。

　医師以外の医療スタッフには，静脈栄養を処方する機会はまずない。また，静脈栄養の処方例を中心として書かれた本もほぼないに等しい。そこで，徳島大学病院において実際に院内採用品を用いて静脈栄養を処方するとしたらどのようになるかということを具体的に「レシピ」として挙げてみた。もちろん，さまざまなご意見もあるとは思われるが，本書においては病棟での手間も考慮し，なるべく簡便に施行できるものを優先して「レシピ」として採用している。また，静脈栄養を行う上で最低限必要な栄養の知識については，最初に「基礎知識」としてごく簡単に解説させていただいた。

本書が NST 活動を行っている医療従事者のみならず，これから静脈栄養に習熟しようと考えている医師の方々や静脈栄養に興味を持っている方々にも，臨床の現場においてすぐにお役に立てるものと確信している。栄養管理がおろそかになれば，どんな高度先進医療を行ったとしてもそれが水泡に帰してしまう可能性すらある。よりよい栄養管理をめざして，本書がそのきっかけとなれば幸いである。

2015 年 1 月

徳島大学大学院ヘルスバイオサイエンス研究部
疾患治療栄養学分野 教授
徳島大学病院栄養部 部長

濱田　康弘

編集にあたって

　NST活動を行う上で栄養輸液に関する知識は，関わる医師，栄養士，看護師，薬剤師，そして，その他さまざまな職種が共有するべき最も重要なものと言える．しかし，現実にはいずれの職種においても，栄養輸液について学習する機会は十分とは言えず，臨床における有効な栄養輸液の活用ができていない場合も少なくない．そこで，本書はどの職種においても科学的にかつ実用的な栄養輸液の運用ができるよう，医師，栄養士の観点から基礎知識を，薬剤師の観点から活用例である「レシピ集」をまとめ，実践と学習に供することができる構成とした．レシピ集は，投与カロリーが決まれば患者の状態に応じた輸液をPPNとTPNに分けて選択できるようになっているので，まずはレシピを参考に運用し，さらに基礎知識の項目を熟読することで次の処方につなげていただきたい．

　本書では徳島大学病院での採用品目を中心としたが，どの医療機関でも利用できるよう代替品を併記した．また，薬剤師にとって栄養輸液は医薬品でありながら個別に学習する機会が十分でないことが多い．そこで，レシピ集の方は岡田直人薬剤師が中心となって作成し，薬剤師の観点から運用における注意点や考慮すべきポイントを簡潔に記載することで，これまであまり栄養輸液につ

いて学習したことがない薬剤師でもすぐに活用できるよう工夫した。

　詳細な輸液に関する知識についてはこれまでに数多く出版されている成書に譲り，必要かつ最小限のコンテンツを片手サイズにまとめた。本としてはコンパクトではあるが，内容はNSTに関わる職種すべての方にとって必要不可欠な事項を網羅しており，さらには，医学部や薬学部における栄養輸液の学習にも十分利用できるものとなっている。現在NSTで活躍されているすべての医療スタッフはもちろん，将来のNSTを担う学生諸氏にも本書を是非とも活用していただきたい。

2015年1月

徳島大学大学院ヘルスバイオサイエンス研究部
臨床薬剤学分野 准教授
徳島大学病院薬剤部 副薬剤部長

川添　和義

これでOK! 静脈栄養のレシピ Contents

基礎知識

A 栄養投与法選択の基本　2
1. 経腸栄養と静脈栄養 ……… 2
2. 栄養投与法の選択 ……… 3

B 栄養障害のスクリーニングと栄養アセスメント　6
1. はじめに ……… 6
2. 主観的包括的評価(subjective global assessment；SGA) …… 6
3. 客観的データ評価(objective data assessment；ODA) …… 15

C 必要エネルギー投与量の算出　16
1. はじめに ……… 16
2. Harris — Benedict の式を用いた基礎代謝量(basal energy expenditure；BEE)をベースに算出する方法 ……… 17
3. 代謝ストレス下にある重症患者のエネルギー必要量の算出 …… 18
4. 日本人の食事摂取基準を用いた推定エネルギー必要量の算出 …… 19
5. 活動の程度による1日の必要エネルギー ……… 21
6. 必要エネルギー量算出に用いる体重 ……… 22

D 三大栄養素組成　23
1. 三大栄養素 ……… 23
2. 蛋白質・アミノ酸の必要量 ……… 23

3 脂質の必要量 ······ 26
4 炭水化物(糖質)の必要量 ······ 27
5 『日本人の食事摂取基準』の利用について ······ 28
6 各疾患における三大栄養素組成 ······ 29

E ビタミン,ミネラル,微量元素 30
1 ビタミン・ミネラル投与量 ······ 30
2 水溶性ビタミン ······ 30
3 脂溶性ビタミン ······ 31
4 微量元素 ······ 35

レシピ集

レシピの見かた 40

A 一般輸液のレシピ 41
▶ 施行時のポイント 42
PPN 500 kcal ······ 44, 45
PPN 1200 kcal ······ 46, 47
TPN 800 kcal ······ 48
TPN 1100 kcal ······ 49, 50
TPN 1400 kcal ······ 51
TPN 1500 kcal ······ 52
TPN 2000 kcal ······ 53

B 肝性脳症時のレシピ 55
▶ 施行時のポイント 56
PPN 300 kcal ······ 57
PPN 400 kcal ······ 58
PPN 600 kcal ······ 59

PPN 800 kcal ·· 60
　　　TPN 1200 kcal ·· 61
　　　TPN 1400 kcal ·· 62
　　　TPN 2000 kcal ·· 63

❸ 慢性肝炎・肝硬変時のレシピ 65
▶ 施行時のポイント 66
　　　PPN 500 kcal ··· 67，68
　　　PPN 1200 kcal ··· 69，70
　　　TPN 800 kcal ·· 71
　　　TPN 1100 kcal ··· 72，73
　　　TPN 1400 kcal ·· 74
　　　TPN 1500 kcal ·· 75
　　　TPN 2000 kcal ·· 76

❹ 急性肝炎時のレシピ 77
▶ 施行時のポイント 78
　　　PPN 500 kcal ·· 79
　　　PPN 800 kcal ·· 80
　　　TPN 1000 kcal ·· 81
　　　TPN 1400 kcal ·· 82
　　　TPN 2000 kcal ·· 83

❺ 腎不全保存期のレシピ 85
▶ 施行時のポイント 86
　　　PPN 500 kcal ·· 87
　　　PPN 1000 kcal ·· 88
　　　TPN 1100 kcal ·· 89
　　　TPN 1400 kcal ·· 90

TPN 1900 kcal 91

❻ 透析導入後のレシピ 93
▶ 施行時のポイント 94

PPN 500 kcal 96
TPN 1100 kcal 97
TPN 1500 kcal 98
TPN 2000 kcal 99

❼ 心不全時のレシピ 101
▶ 施行時のポイント 102

PPN 500 kcal 103
PPN 1000 kcal 104
TPN 800 kcal 105
TPN 1100 kcal 106, 107
TPN 1400 kcal 108
TPN 1500 kcal 109
TPN 2000 kcal 110

❽ ワルファリン製剤服用時のレシピ 111
▶ 施行時のポイント 112

PPN 500 kcal 114
PPN 700 kcal 115
TPN 700 kcal 116
TPN 800 kcal 117
TPN 1300 kcal 118
TPN 1500 kcal 119
TPN 1600 kcal 120
TPN 1800 kcal 121

Ⓘ 高カリウム血症時のレシピ　123

▶ 施行時のポイント　124

TPN 1100 kcal ·· 125
TPN 1400 kcal ·· 126
TPN 2000 kcal ·· 127

Ⓙ リフィーディング症候群時のレシピ　129

▶ 施行時のポイント　130

PPN 300 kcal ·· 132
PPN 500 kcal ·· 133
PPN 1200 kcal ·· 134

Ⓚ 糖尿病時のレシピ　135

▶ 施行時のポイント　136

インスリン持続投与法 ·· 137

Ⓛ ビタミン B_1 補充時のレシピ　139

▶ 施行時のポイント　140

ビタミン B_1 補充液 ·· 141

Ⓜ 各種電解質補正液投与時のレシピ　143

▶ 施行時のポイント　144

カリウム補充液 ·· 145
リン補充液 ··· 146
マグネシウム補充液 ·· 147
カルシウム補充液 ·· 148

索引 ··· 149

基礎知識

A 栄養投与法選択の基本

1 経腸栄養と静脈栄養

- 栄養投与の方法としては,大きく分けて経腸栄養(enteral nutrition;EN)と静脈栄養(parenteral nutrition;PN)の2つがある。
- 経腸栄養は経口摂取と経管栄養に分類される。経管栄養はさらに経鼻栄養と経瘻孔栄養に分類される。経鼻栄養はチューブの先端の位置により胃内,十二指腸内,空腸内に分類される。経瘻孔栄養としては胃瘻,空腸瘻がある(図1)。
- 静脈栄養からは糖質,アミノ酸,脂質,電解質,ビタミン,微量元素が投与可能である。
- 静脈栄養は,末梢静脈栄養(peripheral parenteral

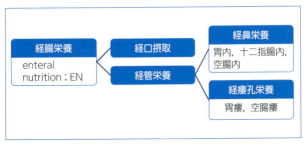

図1 経腸栄養の分類

nutrition；PPN）と中心静脈栄養（total parenteral nutrition；TPN）に分類される。PPNとは末梢静脈を経由して行う静脈栄養法であり，TPNとは中心静脈を経由して行う静脈栄養法である（図2）。また，最近では食事や経腸栄養を併用していて，投与エネルギー量の60％未満をTPNで補っている場合に補完的中心静脈栄養（supplemental parenteral nutrition；SPN）という用語を用いることもある。

2 栄養投与法の選択

- 栄養投与の選択は，まず対象患者の消化管が安全に使用できるかどうかを評価する。ただし，消化管が安全に使用できるかの絶対的な指標はないため，臨床的に判断するほかはない（図3）。
- 消化管が安全に使用できると判断した場合には経腸栄

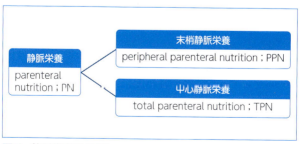

図2　静脈栄養の分類

養が第一選択となる。一方，使用できないと判断した場合には静脈栄養を選択する（図3）。

- 前述のとおり，静脈栄養にはPPNとTPNがあるが，目安として約2週間以内に経腸栄養への移行が可能と判断した場合，もしくはTPNが行えないと判断した場合はPPNを選択する。一方で，約2週間以上の静脈栄養が必要と考えられる場合にはTPNを行う（図3）。
- TPNを行うべきではない状況としては，①経腸栄養が可能な場合，②回復不可能ながん悪液質，③重症心不全などの循環不全，④重症敗血症などが考えられる。
- PPNにおいて，糖濃度が高いものやpHが中性から離

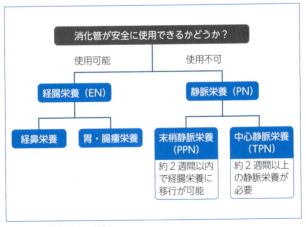

図3　栄養投与の選択

れたものでは静脈炎の発生頻度が高くなる。また，末梢静脈から投与できるのは浸透圧比3（浸透圧約800～1,000 mOsm/kg H_2O）までの輸液である。

（濵田康弘）

B 栄養障害のスクリーニングと栄養アセスメント

1 はじめに

- 栄養障害のスクリーニングの目的は，多数の患者の中から，栄養不良あるいは栄養不良のリスクのある患者を見落としなく拾い上げることである．
- スクリーニング法は簡便，非侵襲的で，誰でも理解できることが望ましい．
- 現在までに多くのスクリーニング法が開発されているが，本項では簡便なsubjective global assessment (SGA)[1] を紹介する．
- SGAで栄養不良あるいは栄養不良のリスクありと拾い上げた患者に対し，栄養不良のタイプや程度を判断するために，objective data assessment (ODA) を含めた総合的な栄養アセスメントを行う．

2 主観的包括的評価 (subjective global assessment；SGA)

- SGAの評価項目は図1のとおりである．
- 外来診察で入手可能な簡単な情報のみで実施できる．
- 医療者が主観的，直観的に判断する．
- 栄養障害はもちろん，創傷の治癒遅延や感染症などの

リスクのある患者を正確に予測できるという評価を得ている。
- 熟練しなければ判断が難しい場合もあり，実施者が適切な教育を受けていることが必要である。

A. 病歴
1. 体重の変化
   過去6カ月間における体重喪失：_____ kg（喪失率%）_____ %
   過去2週間における変化：増加_____ 無変化_____ 減少_____
2. 食物摂取における変化（平常時との比較）
   無変化_____
   変化：（期間）_____ 週_____ カ月
   タイプ：不十分な固形食_____ 完全液体食_____
   　　　 低エネルギー液体食_____ 絶食_____
3. 消化器症状（2週間の持続）
   なし_____ 悪心_____ 嘔吐_____ 下痢_____ 食欲不振_____
4. 身体機能性
   機能不全なし_____
   機能不全：（期間）_____ 週_____ カ月
   タイプ：制限つき労働_____ 歩行可能_____ 寝たきり_____
5. 疾患と栄養必要量との関係
   初期診断：
   代謝亢進に伴う必要量／ストレス：なし_____ 軽度_____
   　　　　　　　　　　　　　　　　中等度_____ 高度_____

B. 身体状況（スコアで表示：0＝正常，1＋＝軽度，2＋＝中等度，3＋＝高度）
   皮下脂肪の喪失（三頭筋，胸部）_____
   筋肉喪失（四頭筋，三角筋）_____
   くるぶし部浮腫_____ 仙骨浮腫_____ 腹水_____

C. 主観的包括的評価
   栄養状態良好　A_____ 　中等度の栄養不良　B_____
   高度の栄養不良　C_____

図1　SGA（主観的包括的評価）

［TNTプロジェクト実行委員会・編：Total Nutritional Therapy マスターワークブック．日本静脈経腸栄養学会，S2.1 - S2.9，2000］

1) **体重の変化**
   - 体重は最も簡単に測定でき，有用な指標である。
   - 一般的には体格指数（body mass index；BMI）で評価されることが多いが，経時的な体重変化が最も重要な指標となる。
   - 意図的でない体重変化が認められれば，積極的な栄養療法の適応となる。
   - 体重に関する指標を表1にまとめた。
2) **食物摂取の変化**
   - 元気なときと比べ，明らかに食事摂取量が減少していないかを聴取する。
   - 食事内容や形態の変化にも注意する。
3) **消化器症状**
   - 継続的な食欲不振，悪心，嘔吐，下痢などの症状の有無を聴取する。
4) **身体機能**
   - 栄養不良になると，疲れやすくなり，活動量が低下しがちである。
   - 寝たきり，歩行可能といった現在の状況のみでなく，元々できていたことができなくなっていないかなど，身体機能の変化を聞き取ることも大切である。
5) **疾患と栄養必要量の関係**
   - 病態が重症であるほど，必要となるエネルギー量は増加するため，患者の病態やその重症度を考慮する。

表1 体重に関する指標

項目	計算式	評価
体格指数 (body mass index;BMI)	体重(kg)/身長(m)²	18.5 未満:やせ 18.5 以上 25 未満:正常 25 以上:肥満
標準体重 (ideal body weight;IBW)	身長(m)×身長(m)×22	
%標準体重	体重/IBW×100	70%未満:高度栄養不良 80%未満:中等度栄養不良 90%未満:軽度栄養不良
%通常時体重	体重/UBW[※]×100	75%未満:高度栄養不良 85%未満:中等度栄養不良 95%未満:軽度栄養不良
%体重変化	(UBW-体重)/UBW[※] ×100	以下を有意な体重変化と判定 ≧1〜2%/1週間 　　5%/1カ月 　7.5%/3カ月 　　10%/6カ月

※ UBW:通常時体重(usual body weight)

6) 身体状況

- 皮下脂肪の減少:眼のまわりの脂肪量の減少や上腕三頭筋部位をつまみ,皮下脂肪の量を観察する。
- 筋肉量の減少:側頭部(こめかみの部分)の陥凹,肩や鎖骨の突出を観察する。上腕・前腕や大腿・腓腹などを触診する。
- 計測値:インサーテープやアディポメーターを用いて計測した上腕三頭筋部位の周囲長(arm

表2 栄養評価に用いられる臨床検査項目

	項目	略語	基準値[※1]
貧血関連	赤血球	RBC	男性：4.5〜5.5 × 10^6/μL 女性：3.9〜4.9 × 10^6/μL
	ヘモグロビン	Hb	男性：14.0〜17.0 g/dL 女性：11.5〜14.5 g/dL
	平均赤血球容積	MCV	男性：85〜97 fL 女性：82〜99 fL
免疫能	総リンパ球数	TLC	
炎症	C反応性蛋白	CRP	< 0.3 mg/dL
[※2] 血清蛋白	アルブミン	Alb	3.9〜4.9 g/dL
	プレアルブミン （トランスサイレチン）	PA (TTR)	22.0〜40.0 mg/dL
	レチノール結合蛋白	RBP	男性：2.7〜6.0 mg/dL 女性：1.9〜4.6 mg/dL
	トランスフェリン	Tf	190〜320 mg/dL
血清酵素	コリンエステラーゼ	ChE	200〜460 U/L
	アスパラギン酸アミノトランスフェラーゼ	AST (GOT)	10〜35 U/L
	アラニンアミノトランスフェラーゼ	ALT (GPT)	5〜40 U/L
	γ-グルタミルトランスペプチダーゼ	γ-GTP	男性：0〜60 U/L 女性：0〜30 U/L
	アルカリフォスファターゼ	ALP	100〜340 U/L

※1：徳島大学病院の基準値。
※2：肝臓で産生される蛋白のため，肝機能低下時には低値となる。これらの血清蛋白は栄養障害の指標として用いられるが，感染症や外傷などの炎症状態では，栄養状態が良好でも低値となる（CRPと逆相関する）ことが知られているため，解釈に注意が必要。

	備考
	貧血の有無を判別
	貧血のタイプを判別 MCV＜80：小球性貧血，80〜100：正球性貧血，＞100：大球性貧血 詳細な診断には，血清鉄，フェリチン，総鉄結合能(TIBC)なども確認する
	低栄養では免疫能低下。栄養状態以外にもストレス，感染症，治療薬の影響を受ける 1,200〜2,000/mL：軽度栄養障害，800〜1,199/mL：中等度栄養障害，＜800/mL：高度栄養障害と判定
	肝臓で産生される代表的な急性相蛋白。感染症や組織障害において急速に増加
	半減期約21日。静的指標の1つ。肝疾患，腎疾患の影響を受けやすい。低Albは浮腫，胸水を引き起こす
	半減期約2日。アルブミンに比較し，鋭敏に反応する動的指標の1つ
	半減期約0.5日。動的指標の1つ。レチノール(ビタミンA)運搬に関わる
	半減期約7日。動的指標の1つ。鉄イオンの運搬に関わり，鉄代謝の影響を受けるため，解釈に注意が必要
	肝臓での蛋白合成能の指標
	心臓，肝臓，骨格筋に多く存在し，各臓器や赤血球が障害を受けると血中に逸脱し高値となる
	肝臓に多く存在するため，肝障害の有無とその程度を知るためのよい指標
	他の血清酵素より肝特異性が高く，肝・胆道疾患の有無やアルコール性肝障害，薬剤性肝障害の診断に有用
	肝臓や腎臓，骨など，ほとんどの臓器に存在。肝臓を経て胆汁中に排泄されるので，肝胆道系異常の指標

表2 栄養評価に用いられる臨床検査項目（つづき）

	項目	略語	基準値[※1]	
糖関連	血糖	BS	60 〜 110 mg/dL	
	グリコヘモグロビン	HbA1c	JDS 値：4.3 〜 5.8% NGSP 値：4.6 〜 6.2%	
脂質関連	トリグリセリド（中性脂肪）	TG	35 〜 150 mg/dL	
	総コレステロール	T-Cho	130 〜 220 mg/dL	
腎機能	血清尿素窒素	BUN	8 〜 20 mg/dL	
	クレアチニン	Cr	男性：0.5 〜 1.1 mg/dL 女性：0.4 〜 0.9 mg/dL	
	血清尿素窒素・クレアチニン比	BUN/Cr		
[※3]電解質	ナトリウム	Na	135 〜 146 mEq/L	
	カリウム	K	3.5 〜 4.8 mEq/L	
	塩素	Cl	98 〜 108 mEq/L	
	カルシウム	Ca	8.8 〜 10.1 mg/dL	
	リン	IP	2.4 〜 4.6 mg/dL	
	マグネシウム	Mg	1.6 〜 2.3 mg/dL	
	亜鉛	Zn	64 〜 111 μg/dL	
尿検査	尿中クレアチニン			
	尿中 3-メチルヒスチジン			
	尿糖			
	尿ケトン体			

※3：輸液管理中には定期的なモニタリングが必要。Na や K は経口摂取量や経腸投与量と併せて管理するケースが多く，g と mEq の換算式を覚えておくと便利である。

備考
高カロリー輸液使用時や侵襲時などでも上昇しやすい。重症病態や急性期においても少なくとも随時血糖 180 mg/dL 未満を目指す
過去 1〜2 カ月の血糖値を反映する。赤血球寿命が短いときは低値を示すので解釈に注意が必要
食後高値となるため解釈に注意が必要
肝臓で生成されるため,肝機能も表す。低栄養では低値を示す
Cr より腎機能以外の要因に影響を受ける
腎機能や筋肉量を反映する
BUN/Cr が 10 以上では脱水,消化管出血,蛋白質摂取増大,異化亢進を疑う
Na:1 mEq = 23 mg,1 g = 43.5 mEq NaCl(食塩):1 mEq = 58.5 mg,1 g = 17.1 mEq
K:1 mEq = 39 mg,1 g = 25.6 mEq
低 Alb 血症のときは検査値の解釈に補正が必要 補正 Ca 値=測定 Ca 値+(4 − Alb)
亜鉛欠乏性味覚障害の場合は低値を示す
筋肉量を推定できる
筋肉の異化の程度を推定できる
一般的には血糖> 180 mg/dL で陽性
ケトン体:アセトン,アセト酢酸,β-ヒドロキシ酪酸 糖質の供給不足や利用低下によりエネルギー源として脂肪酸が利用されているときに陽性となる

circumference；AC）や皮下脂肪厚（triceps skinfold thickness；TSF）が用いられる。わが国における基準値はJARD2001[2)]に記載されている。
・浮腫や腹水の有無も併せて観察する。

以上の情報を総合的に評価し、「A：栄養状態良好」「B：中等度の栄養不良」「C：高度の栄養不良」の3段階に判定する。判定は、その患者にどのくらい栄養管理が必要かを直観的に判断すればよい。

> A：栄養状態良好…標準的な栄養療法でよいもの
> B：中等度の栄養不良…注意深く経過観察し、必要があれば積極的な栄養療法を実施するべきもの
> C：高度の栄養不良…直ちに積極的な栄養療法が必要なもの

冒頭でも述べたが、栄養障害のスクリーニングの目的は多数の患者の中から栄養不良あるいは栄養不良のリスクのある患者を見落としなく拾い上げることである。そのため、迷った際には下のレベルに判定すればよい（例えば、AかBで迷えばBに、BかCで迷えばCと判定し、後日再評価する）。

3 客観的データ評価 (objective data assessment ; ODA)

- SGA が主観的な栄養評価であるのに対して，臨床検査値などの客観的なデータに基づいた評価を客観的データ評価（ODA）と呼ぶ。
- SGA で栄養不良と判断された患者に対し，栄養不良のタイプや程度はどうか，不足している栄養素は何かを，より詳細に判断するための手段である。
- ODA は大きく①身体計測，②血液・尿生化学検査値，③免疫能検査，④機能検査（握力，呼吸機能など）に分類される。
- ①身体計測については，前述 SGA の 1）体重の変化と 6）身体状況の欄を参照のこと。
- ②血液・尿生化学検査値，③免疫能検査については，栄養評価によく用いられる項目を表2にまとめた。

引用文献

1) Baker JP, et al : Nutritional assessment : a comparison of clinical judgment and objective measurements. N Engl J Med, 306 : 969-972, 1982
2) 日本栄養アセスメント研究会身体計測基準値検討委員会：日本人の新身体計測基準値（JARD2001）．栄養評価と治療, 19（Suppl），2002

（安井苑子）

C 必要エネルギー投与量の算出

1 はじめに

- 栄養スクリーニング，アセスメントにより明らかな栄養障害が認められる場合には，栄養療法を選択し，必要エネルギー量の算出を行い，適正な栄養素の補給を行う。
- 必要エネルギーは，一般にHarris-Benedictの式で基礎代謝量（basal energy expenditure；BEE）を求め，これに活動係数（activity factor；AF）とストレス係数（stress factor；SF）を乗じて求める。
- BEEは，この他に日本人のための簡易式やBEE概算値を用いて算出することもできる。
- 侵襲下にある重症患者のエネルギー必要量の算出は，簡易式（25〜30 kcal/kg×体重kg）を用いて行い，客観的データ評価（ODA）を行いながら適切な必要量を判断する。
- 日本人の食事摂取基準より，基礎代謝基準値（kcal/kg/day）×基準体重（kg）から推定エネルギー必要量を求める。
- 1日の活動の程度により，簡易式（活動に見合った必要エネルギー kcal/kg×体重 kg）を用いて算出する方法もある。

■ 体重は，現体重か標準体重の軽いほうを用いるが，極端な肥満やるい痩がある場合は調節体重（☞p22）を用いる場合がある。

2 Harris-Benedictの式を用いた基礎代謝量（basal energy expenditure ; BEE）をベースに算出する方法（表1，表2）

> エネルギー必要量（kcal/day）＝
>   基礎代謝量（BEE）×活動係数（AF）×ストレス係数（SF）

表1 基礎代謝量（BEE）の推定式

● Harris-Benedict の式
男性　BEE ＝ 66.47 ＋ 13.75 ×体重(kg) ＋ 5.0 ×身長(cm) － 6.75 ×年齢
女性　BEE ＝ 655.1 ＋ 9.56 ×体重(kg) ＋ 1.85 ×身長(cm) － 4.68 ×年齢
●日本人のための簡易式
男性　BEE ＝ 14.1 ×体重(kg) ＋ 620
女性　BEE ＝ 10.8 ×体重(kg) ＋ 620
● BEE 概算値
BEE ≒ 25 kcal/kg/day

表2 活動係数（AF）とストレス係数（SF）

活動係数(AF)		ストレス係数(SF)	
寝たきり（意識低下状態）	1.0	飢餓状態	0.6〜0.9
寝たきり（覚醒状態）	1.1	手術　軽度： 　　　中等度： 　　　高度：	1.1 1.3〜1.4 1.5〜1.8
ベッド上安静	1.2		
ベッド外活動あり	1.3〜1.4	長管骨骨折	1.2〜1.3
一般職業従事者	1.5〜1.7	がん・COPD	1.2〜1.3
※活動係数は安静状態から歩行状態になるにつれて上昇し、ストレス係数は手術侵襲や感染侵襲の増大，発熱などの影響により上昇する。		腹膜炎・敗血症	1.2〜1.3
		重症感染症・多発外傷	1.2〜1.3
		熱傷	1.2〜2.0
※文献によりさまざまであり、表中記載はあくまでも一例である。		発熱（1℃ごと）	0.15〜0.2加える

3 代謝ストレス下にある重症患者のエネルギー必要量の算出

> 簡易式：25〜30 kcal/kg×体重※ (kg)
>
> （米国静脈経腸栄養学会推奨）
>
> ※体重の算出は後述6を参照

- 通常，現体重を用いるが，栄養不良，肥満，浮腫がある場合は標準体重を用いる。
- 病態によっては，この方法では正しくエネルギー必要

- 量を算出できないこともある。
- 特に重症患者の急性期にはエネルギー必要量が刻々と変化するため，算出した必要量が適切であるかどうかは，各種モニタリング（各種ODA，特に血糖，コレステロール，トリグリセリド，水・電解質平衡，肝・腎機能，体重など）や再アセスメントなどによって常時栄養状態を再評価し，その結果から判断する。

4 日本人の食事摂取基準を用いた推定エネルギー必要量の算出（表3，表4）

推定エネルギー必要量（kcal/day）＝
　基礎代謝基準値（kcal/kg/day）×参照体重（kg）×
　身体活動レベル

※成人（18歳以上）の場合
※参照体重：平成22年，23年国民健康・栄養調査における体重の中央値

表3 基礎代謝量

性別	男性			女性		
年齢	基礎代謝基準値 (kcal/kg/day)	参照体重 (kg)	基礎代謝量 (kcal/day)	基礎代謝基準値 (kcal/kg/day)	参照体重 (kg)	基礎代謝量 (kcal/day)
1～2	61.0	11.5	700	59.7	11.0	660
3～5	54.8	16.5	900	52.2	16.1	840
6～7	44.3	22.2	980	41.9	21.9	920
8～9	40.8	28.0	1,140	38.3	27.4	1,050
10～11	37.4	35.6	1,330	34.8	36.3	1,260
12～14	31.0	49.0	1,520	29.6	47.5	1,410
15～17	27.0	59.7	1,610	25.3	51.9	1,310
18～29	24.0	63.2	1,520	22.1	50.0	1,110
30～49	22.3	68.5	1,530	21.7	53.1	1,150
50～69	21.5	65.3	1,400	20.7	53.0	1,110
70以上	21.5	60.0	1,290	20.7	49.5	1,020

［厚生労働省：日本人の食事摂取基準(2015年版)策定検討会報告書．平成26年3月］

表4 身体活動レベル別にみた活動内容

身体活動レベル[※1]	低い（Ⅰ） 1.50 （1.40〜1.60）	ふつう（Ⅱ） 1.75 （1.60〜1.90）	高い（Ⅲ） 2.00 （1.90〜2.20）
日常生活の内容[※2]	生活の大部分が座位で，静的な活動が中心の場合	座位中心の仕事だが，職場内での移動や立位での作業・接客等，あるいは通勤・買い物・家事，軽いスポーツ等のいずれかを含む場合	移動や立位の多い仕事への従事者，あるいは，スポーツ等余暇における活発な運動習慣を持っている場合

※1：代表値。（ ）内はおよその範囲。
※2：Black AE, et al：Eur J Clin Nutr, 50：72-92, 1996, Ishikawa-Takata K, et al：Eur J Clin Nutr, 62：885-891, 2008 を参考に，身体活動レベル（PAL）に及ぼす職業の影響が大きいことを考慮して作成。

[厚生労働省：日本人の食事摂取基準（2015年版）策定検討会報告書．平成26年3月]

活動の程度による1日の必要エネルギー （表5）

エネルギー必要量＝
活動に見合った必要エネルギー（kcal/kg）×体重[※]（kg）
　　　　　　　　　　　　　　　※体重の算出は後述6を参照

表5 活動の程度による1日に必要なエネルギーの目安

活動の程度	体重1kgあたりに必要なエネルギー
軽度な活動	25〜30 kcal
中等度の活動	30〜35 kcal
重い活動	35〜40 kcal
重労働	40 kcal 以上

6 必要エネルギー量算出に用いる体重

- BMI 22未満：現体重を用いる。
- BMI 22以上：標準体重を用いる。
- BMI 26.4以上：調節体重を用いる。

> 標準体重(kg) ＝身長(m) ×身長(m) ×22
> 調節体重(kg) ＝(現体重－標準体重) ×0.25 ＋標準体重

参考文献

1) 日本静脈経腸栄養学会・編：静脈経腸栄養ガイドライン第3版. 照林社，2013
2) 厚生労働省：日本人の食事摂取基準(2015年版)策定検討会報告書．平成26年3月

（松村晃子）

D 三大栄養素組成

1 三大栄養素

- 「炭水化物（糖質）」「蛋白質・アミノ酸」「脂質」の3つが三大栄養素と呼ばれ，生命維持や身体活動などに欠かせない栄養素である。
- 三大栄養素は，体内で1gあたり，炭水化物（糖質）4 kcal，蛋白質・アミノ酸4 kcal，脂質9 kcalのエネルギーに換算される。
- 各栄養必要量は一般的には，必要エネルギー量→蛋白質・アミノ酸量→脂質量→炭水化物（糖質）量の順に算出され，さらに水分量，ビタミン量，微量元素量を決定する。
- 三大栄養素の適切な算出のためには，栄養障害の程度や，病態および治療に伴う代謝異常など，患者の状態を詳しく把握する必要がある。
- 表1に三大栄養素のおおよその目安配分を示す。

2 蛋白質・アミノ酸の必要量

- 健常者の場合，蛋白質・アミノ酸の必要量は基本的に0.8〜1.0 g/kg/dayであるが，代謝亢進の病態や低栄養状態では必要量は増大する（表2）。

表1 三大栄養素の配分例（健常者の場合）

総エネルギー (kcal)	炭水化物（糖質）(g)	蛋白質・アミノ酸(g)	脂質 (g)
1,200	170～190	50	25～35
1,600	240～260	60	35～45
2,000	300～330	70～75	45～55

総エネルギー比に対して，炭水化物（糖質）エネルギー比55～65%，蛋白質・アミノ酸エネルギー比15%，脂質エネルギー比20～25%をおおよその目安とした。

表2 蛋白質必要量目安

代謝亢進レベル	蛋白質必要量(g/kg/day)
正常（代謝亢進なし）	0.8～1.0
軽度（小手術，骨折など）	1.0～1.2
中程度（腹膜炎，外傷など）	1.2～1.5
高度（多臓器不全，熱傷など）	1.5～2.0

■ 炭水化物（糖質）や脂質が十分に投与されていないと，投与された蛋白質・アミノ酸は，蛋白質合成に使用されず，エネルギー消費に使用される。非蛋白カロリー/窒素比（non-protein calorie/nitrogen；NPC/N）は，アミノ酸が有効に蛋白質に合成されるために必要な指標である。NPC/N比の算出式は以下のとおりである。

> NPC/N比＝（総エネルギー量 － 蛋白質・アミノ酸のエネルギー量）÷窒素量※(g)
> ※窒素量(g)＝蛋白質・アミノ酸(g)÷6.25

- 一般的な入院患者で腎機能が正常であれば，安定期のNPC/N比は150前後に設定する。重症な熱傷・外傷などの高侵襲時には100前後，保存期腎不全の場合は高値に設定する。
- 窒素出納は，異化状態か同化状態かを判定し，適正な蛋白投与量であるかどうかを評価するために用いられる。重症患者の回復期や成長期の小児，妊婦などは，同化状態となるため窒素出納は正を示す。一方，病態や損傷による蛋白質の消耗，蛋白質やエネルギーの摂取不足などでは，異化状態となるため負を示す。窒素出納にはいくつかの算出式があるが，代表的なものを以下に示す。

$$窒素出納 (g/day) = (投与蛋白質・アミノ酸量 \div 6.25) - (尿中窒素排泄量 \times 1.25)$$

- 蛋白質は骨格筋や内臓をつくる重要な構成成分である。また，酵素やホルモンとしても体内に存在する。
- 蛋白質はアミノ酸がペプチド結合し，高次構造を形成したものである。アミノ酸のうち，必須アミノ酸（バリン，ロイシン，イソロイシン，リジン，トレオニン，メチオニン，フェニルアラニン，トリプトファン，ヒスチジン）は体内では合成されないため，体外から摂取する必要がある。
- 蛋白質・アミノ酸摂取量が不足すると，主に筋蛋白質

- 　が分解されて生命維持に必要なアミノ酸として供給されるため，創傷治癒の遅延や感染症のリスク増大につながる。
- 　過剰な蛋白質・アミノ酸の投与は尿素窒素（BUN）値の上昇をきたし，高齢者等では腎機能障害を起こしやすい。また，腎機能障害を有する患者では，さらに腎機能障害を悪化させる可能性がある。
- 　栄養状態不良患者や，侵襲などによる蛋白質異化亢進状態の患者に対する十分な蛋白質・アミノ酸の投与は栄養状態の改善に必須である。

3 脂質の必要量

- 　脂質のエネルギー比率は，特殊な病態でなければ総エネルギーの15〜40％を供給するという考えが一般的である。実際の供給に際しては，疾患に応じ量や脂質の種類を考慮する必要がある。
- 　日本人の食事摂取基準（2015年版）策定検討会報告書では，生活習慣病の予防のための目標とすべき摂取量として，30歳以上では脂質のエネルギー比率を20〜25％としている。
- 　静脈栄養法における脂肪乳剤は，エネルギー源としてや必須脂肪酸の供給源として使用される。脂肪乳剤の静脈内投与に関しては，0.1 g/kg/hr以下の速度で投与するべきである。

- 必須脂肪酸（リノール酸とα-リノレイン酸）は，生体機能調節に欠かすことのできない栄養素で，静脈栄養法においても必ず投与する必要がある。
- 脂質はエネルギー源として重要であるだけでなく，コレステロールや細胞膜成分，ホルモンの材料としても重要な役割を果たす。

4 炭水化物（糖質）の必要量

- 脳，神経，赤血球などが炭水化物（糖質）のみをエネルギー源としていることや，ケトーシス発症予防のためにも，投与量として最低必要量は1日100ｇと推定される。
- 日本人の食事摂取基準（2015年版）策定検討会報告書では，炭水化物のエネルギー比率として，総エネルギーの50〜70％を目標量としている。
- 炭水化物（糖質）は速やかに利用されるエネルギー源として重要な成分で，脳，神経，赤血球などは糖質の中でもグルコースのみをエネルギー源としている。
- 炭水化物（糖質）は，単糖類，二糖類，多糖類に分けられる。単糖類としてグルコース（ブドウ糖），ガラクトース，フルクトース（果糖）などがあり，二糖類としてはマルトース（麦芽糖），スクロース（ショ糖），ラクトース（乳糖）など，多糖類としてはでんぷんやグリコーゲンなどがある。なお，ソルビトールは，グ

ルコースのアルデヒド基を還元し，水酸基に変換して得られる糖アルコールの一種で単糖類である。
- 静脈栄養法では，高濃度のグルコースが補給されるため，代謝過程でビタミンB_1が必須である。ビタミンB_1が不足すると，乳酸アシドーシスが引き起こされるため，静脈栄養法を行う場合，ビタミンB_1の投与の確認が必要である。
- 炭水化物（糖質）の過剰摂取は肥満や脂肪肝の原因となるため注意が必要である。
- 静脈栄養法での過剰な糖質投与も肝機能障害や脂肪肝の原因となる。また，耐糖能異常がある場合や，侵襲，感染，脱水，ステロイド投与下での糖質過剰投与は，高浸透圧性非ケトン性昏睡や糖尿病性ケトアシドーシスなどの合併症につながる。

5 『日本人の食事摂取基準』の利用について

- 『日本人の食事摂取基準』は健常者を対象とした基準である。
- 消化吸収障害や代謝障害，重症時，静脈栄養法時など，特有の栄養管理を必要とする場合は，病態に応じた必要量に調整する。
- 体重や成長などによる補正をかけている栄養素では，個別の身体状況を考慮する必要がある。
- 各栄養素とも，基準値の策定方法を理解したうえで運

郵便はがき

101-8791

707

料金受取人払郵便

神田局承認

1889

差出有効期間
平成29年1月
28日まで
（切手不要）

(受取人)

東京都千代田区猿楽町1−5−15
（猿楽町SSビル）

株式会社 **じほう** 出版局

愛読者係 行

（フリガナ） ご住所	□□□-□□□□ TEL：　　　　　FAX： E-mail：　　　　　@		□ご自宅 □お勤め先
（フリガナ） ご所属先		部署名	
（フリガナ） ご芳名			男・女 年齢（　　）
ご職業			

お客様のお名前・ご住所などの情報は、弊社出版物の企画の参考とさせていただくとともに、弊社の商品や各種サービスのご提供・ご案内など、弊社の事業活動に利用させていただく場合があります。

これでOK！ 静脈栄養のレシピ

ご愛読者はがき　　　　　　　　4683-0

1. 本書をどこでお知りになりましたか。
   - ☐ 書店の店頭で　☐ 弊社からのDMで　☐ 弊社のHPで
   - ☐ 学会展示販売で　☐ 知人・書評の紹介で
   - ☐ 雑誌・新聞広告で【媒体名：　　　　　　　　　】
   - ☐ ネット書店で【サイト名：　　　　　　　　　　】
   - ☐ その他（　　　　　　　　　　　　　　　　　）

2. 本書についてのご意見をお聞かせください。
   - 有　用　性（1.たいへん役立つ　2.役立つ　3.期待以下）
   - 難　易　度（1.やさしい　2.ふつう　3.難しい）
   - 満　足　度（1.非常に満足　2.満足　3.もの足りない）
   - レイアウト（1.読みやすい　2.ふつう　3.読みにくい）
   - 価　　　格（1.安い　2.ふつう　3.高い）

3. 最近購入されて役立っている書籍を教えてください。

4. 今後どのような書籍を希望されますか。

5. 本書へのご意見・ご感想をご自由にお書きください。

ご協力ありがとうございました。弊社書籍アンケートのご回答者全員の中から**毎月抽選で30名様に図書カード（500円分）をプレ**ゼントいたします。お客様の個人情報に関するお問い合わせは、E-Mail：privacy@jiho.co.jpでお受けしております。

用することが望ましい。

6 各疾患における三大栄養素組成

■ 各種疾患ごとの栄養必要量の算出においては，疾患ごとに作成されている診療ガイドラインに準拠し，経過観察を行いながら，状態に応じて適宜変更されることが望ましい。

参考文献
1) 日本静脈経腸栄養学会・編：静脈経腸栄養ガイドライン第3版. 照林社, 2013
2) 厚生労働省：日本人の食事摂取基準(2015年版)策定検討会報告書. 平成26年3月

（谷　佳子）

E ビタミン，ミネラル，微量元素

1 ビタミン・ミネラル投与量 （表1）

- 経腸栄養施行時には，『日本人の食事摂取基準』による推奨量を基に病態による変化を考慮し算出する。
- TPN施行時には，1日推奨量の総合ビタミン剤および微量元素製剤を投与する（市販製剤各1セット）。

2 水溶性ビタミン （表2）

- 尿中に排泄されやすいため，過剰症は通常起こらないとされている。
- 水溶性ビタミンの半減期は1週間以内なので，侵襲期などビタミン需要が亢進している状態では常に欠乏症を来す危険がある。
- ビタミンB_1は，糖質代謝に深く関与している。TPN施行時には，ビタミンB_1の非投与で，ピルビン酸からアセチルCoAへの代謝が阻害され，乳酸が蓄積することにより重篤なアシドーシスを呈することが知られているため，厚生労働省が発表している適正使用情報の1日3mg以上を投与して代謝性合併症（ウェルニッケ脳症，乳酸アシドーシス）を予防する。また，PPN施行時にも，病態によってはビタミンB_1が欠乏

- する可能性がある。
- 回腸末端を100 cm以上切除するとビタミンB_{12}欠乏が生じやすく、クローン病時にはより顕著に現れることが多い。
- 透析患者は水溶性ビタミンが透析によって喪失するため、不足を評価する。

3 脂溶性ビタミン（表3）

- 脂溶性ビタミンは過剰症にも注意する必要がある。
- ビタミンAは誘導体の種類によって大きく作用が異なる。視覚機能や成長作用の改善、あるいは欠乏症の予防を目的として投与されるが、妊娠3カ月以内、または妊娠を希望する場合には5,000 IU/day以上の投与は禁忌である。
- 終末期腎疾患において、ビタミンA過剰症がしばしばみられるので補給には注意する。
- ビタミンD（特に活性型ビタミンD）の過剰による高Ca血症は、重篤な意識障害を招く。
- ワルファリン服用者では、ビタミンKを含むビタミン製剤を慎重に投与することが望ましい。
- 肝硬変、慢性膵炎の場合、脂溶性ビタミンが欠乏しやすい。

表1 日本人の食事摂取基準2015年版

		推定平均必要量 (EAR)	推奨量 (RDA)
水溶性ビタミン	ビタミンB₁ (mg/day)	1.0 (0.8)	1.2 (0.9)
	ビタミンB₂ (mg/day)	1.1 (0.9)	1.3 (1.1)
	ナイアシン※1 (mgNE/day)	11 (8)	13 (10)
	ビタミンB₆ (mg/day)	1.2 (1.0)	1.4 (1.2)
	葉酸 (μg/日)	200	240
	ビタミンB₁₂ (μg/day)	2.0	2.4
	ビオチン (μg/day)	—	—
	パントテン酸 (mg/day)	—	—
	ビタミンC (mg/day)	85	100
脂溶性ビタミン	ビタミンA※2 (μgRAE/day)	550 (450)	800 (650)
	ビタミンE (mg/day)	—	—
	ビタミンD (μg/day)	—	—
	ビタミンK (μg/day)	—	—
ミネラル	マグネシウム (mg/day)	270 (220)	320 (270)
	カルシウム (mg/day)	600 (500)	700 (650)
	リン (mg/day)	—	—
微量元素	クロム (μg/day)	—	—
	モリブデン (μg/day)	20	25 (20)
	マンガン (mg/day)	—	—
	鉄 (mg/day)	6.0 (5.0)	7.0 (6.0)
	銅 (mg/day)	0.7 (0.6)	0.9 (0.7)
	亜鉛 (mg/day)	8 (6)	9 (7)
	セレン (μg/day)	25 (20)	30 (25)
	ヨウ素 (μg/day)	95	130
電解質	ナトリウム (mg/day)	600	—
	食塩相当量 (g/day)	1.5	—
	カリウム (mg/day)	—	—

※1：ナイアシン等量 (mg NE) ＝ナイアシン (mg) ＋トリプトファン (mg) × 1/60

※2：レチノール活性等量 (μg RAE) ＝レチノール (μg) ＋β-カロテン (μg) × 1/12 ＋α-カロテン (μg) × 1/24 ＋β-クリプトキサンチン (μg) × 1/24 ＋その他のプロビタミンA カロテノイド (μg) × 1/24

※3：ニコチンアミドの量 (mg)。

( ) は女性

目安量 (A)	目標量 (DG)	耐容上限量 (UL)	静脈栄養時必要量※8
—	—	—	3
—	—	—	3.6
—	—	300(250)※3	40
—	—	50(40)※4	4
—	—	900※5	400
—	—	—	5
50	—	—	60
5	—	—	15
—	—	—	100
—	—	2,700※6	1,000
6.5(6.0)	—	750(650)	10
5.5	—	100	5
150	—	—	1,000
—	—	—※7	8〜20 mEq
—	—	2,500	10〜15 mEq
1,000(800)	—	3,000	20〜40 mmol
10	—	—	10〜15
—	—	550(450)	日常的には補給しない
4.0(3.5)	—	11	0.06〜0.1
—	—	50(40)	日常的には補給しない
—	—	10	0.3〜0.5
—	—	40(35)	2.5〜5
—	—	400(330)	20〜60
—	—	3,000	明確な規定なし
—	—	—	1〜2 Eq/kg
—	8.0(7.0)未満	—	
2,500 (2,000)	3,000 (2,600)以上	—	1〜2 Eq/kg

※4:ピリドキシンとして。
※5:プテロイルモノグルタミン酸として。
※6:プロビタミンAカロテノイドを含まない。
※7:通常の食品から摂取する場合は設定しないが,通常の食品以外から摂取する場合は成人で350 mg/day。
※8:米国静脈経腸栄養学会(ASPEN)より。

表2 水溶性ビタミンの作用と欠乏症

ビタミン名	一般名	作用	欠乏症
ビタミンB_1	チアミン	糖質代謝,神経・消化器・心臓・血管系の機能調整など	脚気,多発性神経炎,ウェルニッケ脳症,乳酸アシドーシスなど
ビタミンB_2	リボフラビン	生体内酸化還元反応,発育促進,粘膜・神経機能保持など	口内炎,口角炎,舌炎,脂漏性皮膚炎,眼膜炎,創傷治癒遅延など
ナイアシン	ニコチン酸 ニコチンアミド	末梢血管拡張作用,エネルギー代謝円滑化	ペラグラ皮膚炎,認知症など
パントテン酸	パントテン酸	脂質代謝など CoA構成成分	成長障害,皮膚炎など(ヒトには稀)
ビオチン	ビオチン	糖質・脂質・アミノ酸代謝・抗卵白障害因子	皮膚炎,幻覚,筋肉痛,傾眠,免疫系低下,脱毛
葉酸	プテロイルグルタミン酸	造血作用,DNA合成,アミノ酸代謝など	巨赤芽球性貧血,舌炎,下痢など
ビタミンB_6	ピリドキシン ピリドキサール ピリドキサミン	脂質・アミノ酸代謝,ヘモグロビン合成など	小球性低色素性貧血,脂漏性皮膚炎,多発性神経炎,舌炎,口角炎,結膜炎など
ビタミンB_{12}	シアノコバラミン メチルコバラミン	赤血球生成,葉酸代謝,蛋白質・DNA合成,脂質・糖質代謝など	悪性貧血など
ビタミンC	アスコルビン酸	造血機能維持,膠原繊維・細胞間組織形成,抗酸化作用など	貧血,壊血病,骨発育不全,創傷治癒遅延,色素沈着など

表3 脂溶性ビタミンの作用と欠乏症・過剰症

ビタミン名	作用	欠乏症	過剰症
ビタミンA	成長促進，上皮組織機能維持，視覚機能維持，生殖機能，制がん作用など	眼球乾燥症，夜盲症，生殖機能低下，抵抗力低下など	急性：脳圧亢進症状 慢性：四肢疼痛性腫脹，皮膚剥離，肝臓・脾臓肥大など
ビタミンD	Ca，Pの吸収，骨石灰化，血中Ca濃度維持など	くる病，骨軟化症，骨粗鬆症など	尿路結石，石灰沈着，腎障害，高Ca血症など
ビタミンE	抗酸化作用，膜機能維持など	神経機能異常，過酸化脂質増加，深部感覚障害など	血液凝固障害など
ビタミンK	血液凝固因子生成，骨石灰化など	血液凝固時間の延長，出血症，骨形成不全，特発性乳児ビタミンK欠乏症など	溶血性核黄疸（未熟児），高ビリルビン血症など

4 微量元素（表4，表5）

- 現在，ヒトにおいて欠乏症状が確認されている微量元素は9種類である。
- 亜鉛の体内プール量は約2gと少ないため，摂取不足により欠乏しやすい。わが国のほとんどの高カロリー輸液基本液に含まれているが，十分とは言えない。クローン病や短腸症候群など，長期にわたりTPNを必

表4 微量元素の欠乏症・過剰症

微量元素	欠乏症	過剰症	主な異常の原因
鉄(Fe)	貧血(小球性低色素性), 爪変形, 口内炎, 易感染症, 思考力低下, 発育遅延など	免疫能低下, 肝障害, 神経障害など	欠乏:偏食, 食思不振症, 妊婦, 慢性炎症性腸疾患, 高齢者, 失血, Cu摂取不足など 過剰:大量輸血, 長期間鉄剤投与, C型肝炎, ヘモクロマトーシスなど
亜鉛(Zn)	皮膚炎, 発疹, 創傷回復遅延, 脱毛, 体重増加不良, 低身長, 味覚異常(苦味以外の甘い, 辛いなどの味が分からない, 味がないなど), 性腺機能低下など	Cu欠乏(骨粗鬆症など), 貧血, 悪心, 発熱など	欠乏:食事摂取量低下, 長期のミキサー食摂取, 低出生体重時の乳児期, 肝硬変, 慢性炎症性腸疾患, 血液透析, 糖尿病, 尿毒症など 過剰:亜鉛製剤過剰投与など
銅(Cu)	貧血, 白血球減少, 頭髪異常, 血管異常, 骨粗鬆症, 神経障害, 発達遅延など	肝障害, 神経・精神障害(パーキンソン様症状, うつ), 腎尿細管障害, 尿路結石, 心筋症, 関節炎など	欠乏:Cu含有の少ない静脈・経腸栄養, Zn過剰摂取など 過剰:ウィルソン病など
セレン(Se)	爪の白色変化, 不整脈, 下肢の筋肉痛, 心肥大, 心筋症など	爪の変形・脱落, 脱毛, 成長障害, 神経障害など	欠乏:Seを含有しない静脈・経腸栄養(エンシュア・リキッド, エレンタール, エレンタールP) 過剰:高Se濃度土壌の穀物摂取

表4 （つづき）

微量元素	欠乏症	過剰症	主な異常の原因
ヨウ素 (I)	甲状腺肥大症, 成長障害など	甲状腺腫など	欠乏：I を含有しない経腸栄養（エンシュア・リキッド, ツインライン, ラコール） 過剰：I 過剰摂取
マンガン (Mn)	耐糖能低下, 成長障害, 性腺機能低下, 運動失調など	パーキンソン様神経障害, 痙攣, 膵炎など	欠乏：Mn を含有しない静脈栄養 過剰：2002 年までの高カロリー用微量元素製剤使用
クロム (Cr)	耐糖能低下, 糖尿病, 成長障害, 末梢神経障害, 運動失調, 血糖・血清コレステロール上昇など	間質性腎炎, 横紋筋融解症, 肝障害など	欠乏：Cr を含有しない静脈・経腸栄養 過剰：Cr サプリメントの長期使用
コバルト (Co)	ビタミン B_{12} 欠乏（大球性貧血, 成長障害, メチルマロン酸尿）	多血症, 甲状腺腫, 下痢	欠乏：ビタミン B_{12} 摂取不足, キレート薬長期投与, 広範小腸切除 過剰：ビタミン B_{12} 過剰摂取
モリブデン (Mo)	頻脈, 嘔吐, 視野暗点, 夜盲症, 神経過敏など	Cu 欠乏（貧血, 動脈硬化, 心筋梗塞）, 高尿酸血症, 痛風様症状	欠乏：クローン病, Mo を含まない栄養剤（エンシュア・リキッド, エレンタール） 過剰：ほとんど報告はない

表5　長期TPN施行時の微量元素欠乏症出現期間

元素	出現期間（TPN開始後）
亜鉛	2週間～3カ月以上
銅	6カ月以上
セレン	1～2年以上
マンガン	2年以上
クロム	3年以上
鉄	45日

要とする患者で欠乏症がみられており，亜鉛補給を必要とする。

- わが国の静脈栄養製剤ではセレン，クロム，モリブデン，コバルトが含まれていないため，長期TPN症例ではこれらの欠乏症に注意する。
- 銅，マンガンの排泄は主として胆汁を介して行われるため，胆汁うっ滞のときには過剰投与に注意する。
- セレン，クロム，モリブデンは腎臓から排泄されるため，腎機能障害のある患者では投与量に注意する。
- マンガンの過剰投与によりパーキンソン様症状発現の報告がある。

参考文献

1) 日本静脈経腸栄養学会・編：静脈経腸栄養ガイドライン第3版．照林社，2013

（西　麻希）

レシピ集

レシピの見かた

1. 略　語
- **PPN**：peripheral parenteral nutrition（末梢静脈栄養）
- **TPN**：total parenteral nutrition（中心静脈栄養）

2. 構　成
- 徳島大学病院で採用している輸液製剤で各種のレシピを構成。
- 採用品以外でも代用できる製剤については **代替品** 欄に掲載。

3. 製剤の色分け

①バッグの輸液　　　　　　　（例）ビーフリード
②バイアル・アンプル製剤　（例）アリナミンF50注
③脂肪乳剤　　　　　　　　　（例）イントラリポス20%

4. 注意事項
- 静脈栄養輸液を考えるうえで重要なアミノ酸量および熱量は，小数点第一位までの記載としている。
- それ以外の表中に記載している熱量は，小数点第一位を四捨五入している。

（岡田直人，川添和義）

A
一般輸液のレシピ

施行時のポイント

共通

- 脂肪乳剤と末梢輸液を同時投与すると浸透圧が低下するため,血栓性静脈炎の予防に有効である。
- 脂肪乳剤は 1.0 g/kg/day 以下の脂質投与量に抑える。
- 脂肪乳剤は 0.1 g/kg/h 以下の速度で投与する。
- 20%脂肪乳剤の場合,[体重(kg)×0.5]mL/h 以下の速度にする。
- 脂肪乳剤投与時は高トリグリセリド血症に注意する。

PPN

- 必要エネルギーすべてをPPNで補おうとすると,水分過剰になるため注意が必要である。
- 末梢静脈からの投与カロリーを増やす場合は,脂肪乳剤を併用するとよい。
- 維持液(ソルデム3Aなど)やビーフリードのみを使用すると低ナトリウム血症の恐れがあるため,長期使用時は血清ナトリウムを定期的にモニターする。
- 長期投与時はビタミンB_1の欠乏にも注意する。

TPN

- TPN導入時は 1,000 kcal/day 程度の投与量から開始して,3~4日かけて目標の投与量に到達させる。

- 高血糖を防ぐため,ブドウ糖の投与速度を5 mg/kg/min以下に抑え,頻回な血糖チェックを行う。
- 血糖が常に200 mg/dLを超える場合は,インスリン療法が適応になる。
- エルネオパ製剤は2,000 mL投与することで1日分のミネラル・ビタミンが補充できる。
- エルネオパ製剤はビタミンKを含有しているため,ワルファリン製剤との相互作用に注意する。☞p112参照
- 脂肪乳剤は中心静脈ラインの側管から投与可能である。
- 脂肪乳剤を側管から投与した場合は,投与後にラインを生食でフラッシュする。

PPN 500 kcal

一般輸液
アミノ酸 30.0 g (120.0 kcal)

ビーフリード	500 mL	2袋
ソルデム3A	500 mL	1袋

輸液量	1,500 mL	PFC比	24:0:76
総熱量	508 kcal	NPC/N比	80.8
非蛋白性熱量	388 kcal	浸透圧比	約2
糖質	97 g (388 kcal)	Na (NaCl換算)	53 mEq (約3.1 g)
アミノ酸	30.0 g (120.0 kcal)	Cl	53 mEq
脂質	0 g (0 kcal)	K	30 mEq

- 投与が長期になる場合は低ナトリウム血症に注意が必要
- 投与が長期になる場合はビタミンB_1の不足に注意する
- 投与が長期になる場合は脂肪乳剤の併用も考慮

代替品
ビーフリード ▶ アミグランド,パレセーフ
ソルデム3A ▶ ソリタ-T3,ユエキンキープ,ハルトマン-G3

PPN 500 kcal

一般輸液	
アミノ酸	30.0 g (120.0 kcal)

ビーフリード	500 mL	2袋
ラクテックD	500 mL	1袋

輸液量	1,500 mL	PFC比	23:0:77
総熱量	520 kcal	NPC/N比	83.3
非蛋白性熱量	400 kcal	浸透圧比	約2
糖質	100 g (400 kcal)	Na (NaCl換算)	100 mEq (約5.9 g)
アミノ酸	30.0 g (120.0 kcal)	Cl	90 mEq
脂質	0 g (0 kcal)	K	22 mEq

- 投与が長期になる場合はビタミンB_1の不足に注意する
- 投与が長期になる場合は脂肪乳剤の併用も考慮

代替品
ビーフリード ▶ アミグランド, パレセーフ
ラクテックD ▶ ソルラクトD, ハルトマンD液「小林」

PPN 1200 kcal

一般輸液

アミノ酸　45.0 g (180.0 kcal)

ビーフリード	500 mL	3袋
ソルデム3A	500 mL	1袋
イントラリポス20%	250 mL	1袋

輸液量	2,250 mL	PFC比	15：41：44
総熱量	1,216 kcal	NPC/N比	143.9
非蛋白性熱量	1,036 kcal	浸透圧比	約2
糖質	134 g (536 kcal)	Na (NaCl換算)	70 mEq (約4.1 g)
アミノ酸	45.0 g (180.0 kcal)	Cl	70 mEq
脂質	50 g (500 kcal)	K	40 mEq

- 脂肪乳剤は1.0 g/kg/day以下の脂質投与量に抑える
- 脂肪乳剤は0.1 g/kg/h以下の速度で投与する p42参照
- 脂肪乳剤投与時は高トリグリセリド血症に注意する

代替品
ビーフリード ▶ アミグランド，パレセーフ
ソルデム3A ▶ ソリタ-T3，ユエキンキープ，ハルトマン-G3
イントラリポス20% ▶ イントラリピッド20%

PPN 1200 kcal

一般輸液
アミノ酸 45.0 g (180.0 kcal)

ビーフリード	500 mL	3袋
ラクテックD	500 mL	1袋
イントラリポス20%	250 mL	1袋

輸液量	2,500 mL	PFC比	14:41:45
総熱量	1,232 kcal	NPC/N比	146.1
非蛋白性熱量	1,052 kcal	浸透圧比	約2
糖質	138 g (552 kcal)	Na (NaCl換算)	118 mEq (約6.9 g)
アミノ酸	45.0 g (180.0 kcal)	Cl	107 mEq
脂質	50 g (500 kcal)	K	32 mEq

- 脂肪乳剤は1.0 g/kg/day以下の脂質投与量に抑える
- 脂肪乳剤は0.1 g/kg/h以下の速度で投与する ☞ p42参照
- 脂肪乳剤投与時は高トリグリセリド血症に注意する

代替品
ビーフリード ▶ アミグランド, パレセーフ
ラクテックD ▶ ソルラクトD, ハルトマンD液「小林」
イントラリポス20% ▶ イントラリピッド20%

TPN 800 kcal

一般輸液
アミノ酸 20.0 g (80.0 kcal)

エルネオパ1号	1,000 mL	1袋
イントラリポス10%	250 mL	1袋

輸液量	1,250 mL	PFC比	10:33:57
総熱量	835 kcal	NPC/N比	235.9
非蛋白性熱量	755 kcal	浸透圧比	約4
糖質	120 g (480 kcal)	Na (NaCl換算)	50 mEq (約3.0 g)
アミノ酸	20.0 g (80.0 kcal)	Cl	50 mEq
脂質	25 g (275 kcal)	K	22 mEq

- ワルファリン製剤との相互作用に注意する(ワルファリン製剤の効果を減弱する恐れがあるため) ☞p112参照
- 脂肪乳剤は中心静脈ラインの側管から投与可能であるが,投与後にラインを生食でフラッシュする
- 脂肪乳剤は1.0 g/kg/day以下の脂質投与量に抑える
- 脂肪乳剤は0.1 g/kg/h以下の速度で投与する ☞p42参照

代替品: イントラリポス10% ▶ イントラリピッド10%

TPN 1100 kcal

一般輸液
アミノ酸 30.0 g (120.0 kcal)

エルネオパ2号	1,000 mL	1袋
イントラリポス10%	250 mL	1袋

輸液量	1,250 mL	PFC比	11:25:64
総熱量	1,095 kcal	NPC/N比	203.1
非蛋白性熱量	975 kcal	浸透圧比	約5
糖質	175 g (700 kcal)	Na (NaCl換算)	50 mEq (約3.0 g)
アミノ酸	30.0 g (120.0 kcal)	Cl	50 mEq
脂質	25 g (275 kcal)	K	27 mEq

- ワルファリン製剤との相互作用に注意する（ワルファリン製剤の効果を減弱する恐れがあるため）☞ p112参照
- 脂肪乳剤は中心静脈ラインの側管から投与可能であるが，投与後にラインを生食でフラッシュする
- 脂肪乳剤は1.0 g/kg/day以下の脂質投与量に抑える
- 脂肪乳剤は0.1 g/kg/h以下の速度で投与する ☞ p42参照

代替品　イントラリポス10% ▶ イントラリピッド10%

TPN 1100 kcal

一般輸液
アミノ酸 30.0 g (120.0 kcal)

エルネオパ1号	1,500 mL	1袋
イントラリポス10%	250 mL	1袋

輸液量	1,750 mL	PFC比	10：25：65
総熱量	1,115 kcal	NPC/N比	207.3
非蛋白性熱量	995 kcal	浸透圧比	約4
糖質	180 g (720 kcal)	Na (NaCl換算)	75 mEq (約4.4 g)
アミノ酸	30.0 g (120.0 kcal)	Cl	75 mEq
脂質	25 g (275 kcal)	K	33 mEq

- ワルファリン製剤との相互作用に注意する（ワルファリン製剤の効果を減弱する恐れがあるため）☞ p112参照
- 脂肪乳剤は中心静脈ラインの側管から投与可能であるが，投与後にラインを生食でフラッシュする
- 脂肪乳剤は1.0 g/kg/day以下の脂質投与量に抑える
- 脂肪乳剤は0.1 g/kg/h以下の速度で投与する ☞ p42参照

代替品: イントラリポス10% ▶ イントラリピッド10%

TPN 1400 kcal

一般輸液
アミノ酸 40.0 g (160.0 kcal)

エルネオパ1号	2,000 mL	1袋
イントラリポス10%	250 mL	1袋

輸液量	2,250 mL	PFC比	11:20:69
総熱量	1,395 kcal	NPC/N比	193.0
非蛋白性熱量	1,235 kcal	浸透圧比	約4
糖質	240 g (960 kcal)	Na (NaCl換算)	100 mEq (約5.9 g)
アミノ酸	40.0 g (160.0 kcal)	Cl	100 mEq
脂質	25 g (275 kcal)	K	44 mEq

- ワルファリン製剤との相互作用に注意する(ワルファリン製剤の効果を減弱する恐れがあるため) p112参照
- 脂肪乳剤は中心静脈ラインの側管から投与可能であるが、投与後にラインを生食でフラッシュする
- 脂肪乳剤は1.0 g/kg/day以下の脂質投与量に抑える
- 脂肪乳剤は0.1 g/kg/h以下の速度で投与する p42参照

代替品: イントラリポス10% ▶ イントラリピッド10%

TPN 1500 kcal

一般輸液
アミノ酸　45.0 g(180.0 kcal)

エルネオパ2号	1,500 mL	1袋
イントラリポス10%	250 mL	1袋

輸液量	1,750 mL	PFC比	12：18：70
総熱量	1,507 kcal	NPC/N比	184.3
非蛋白性熱量	1,327 kcal	浸透圧比	約5
糖質	263 g (1,052 kcal)	Na (NaCl換算)	75 mEq (約4.4 g)
アミノ酸	45.0 g (180.0 kcal)	Cl	75 mEq
脂質	25 g (275 kcal)	K	41 mEq

- ワルファリン製剤との相互作用に注意する（ワルファリン製剤の効果を減弱する恐れがあるため）☞ p112参照
- 脂肪乳剤は中心静脈ラインの側管から投与可能であるが、投与後にラインを生食でフラッシュする
- 脂肪乳剤は1.0 g/kg/day以下の脂質投与量に抑える
- 脂肪乳剤は0.1 g/kg/h以下の速度で投与する ☞ p42参照

 代替品　イントラリポス10% ▶ イントラリピッド10%

TPN 2000 kcal

一般輸液
アミノ酸 60.0 g(240.0 kcal)

エルネオパ2号	2,000 mL	1袋
イントラリポス10%	250 mL	1袋

輸液量	2,250 mL	PFC比	13:14:73
総熱量	1,915 kcal	NPC/N比	174.5
非蛋白性熱量	1,675 kcal	浸透圧比	約5
糖質	350 g (1,400 kcal)	Na (NaCl換算)	100 mEq (約5.9 g)
アミノ酸	60.0 g (240.0 kcal)	Cl	100 mEq
脂質	25 g (275 kcal)	K	54 mEq

- ワルファリン製剤との相互作用に注意する(ワルファリン製剤の効果を減弱する恐れがあるため) ☞p112参照
- 脂肪乳剤は中心静脈ラインの側管から投与可能であるが,投与後にラインを生食でフラッシュする
- 脂肪乳剤は1.0 g/kg/day以下の脂質投与量に抑える
- 脂肪乳剤は0.1 g/kg/h以下の速度で投与する ☞p42参照

代替品: イントラリポス10% ▶ イントラリピッド10%

MEMO

B
肝性脳症時のレシピ

施行時のポイント

共通

- 肝不全用アミノ酸製剤は分岐鎖アミノ酸（BCAA）を増量しており，Fisher比が高いのが特徴である。
- 肝不全用アミノ酸輸液製剤は，**肝性脳症にのみ使用する**。
- 劇症肝炎などに伴う肝性脳症の急性期治療では，蛋白質制限を実施する。
- 栄養障害を伴う肝性脳症患者に対して，漫然と蛋白質制限を行わない。

PPN

- 肝不全用アミノ酸輸液製剤は糖質を含んでいないため，糖質を含む輸液と共に投与する。

TPN

- アミノ酸含有TPN製剤は肝不全用のアミノ酸組成ではないため，使用しない。
- TPNキット製剤を使用しない場合は，総合ビタミン剤および微量元素を追加する。

PPN 300 kcal	肝性脳症
	アミノ酸 40.0 g (160.0 kcal)

アミノレバン	500 mL	1袋
ソルデム3A	500 mL	2袋

輸液量	1,500 mL	PFC比	48:0:52
総熱量	332 kcal	NPC/N比	26.9
非蛋白性熱量	172 kcal	浸透圧比	約2
糖質	43 g (172 kcal)	Na (NaCl換算)	42 mEq (約2.5 g)
アミノ酸	40.0 g (160.0 kcal)	Cl	82 mEq
脂質	0 g (0 kcal)	K	20 mEq

- 肝不全用アミノ酸製剤は肝性脳症時にのみ使用する
- 肝不全用アミノ酸製剤は糖質を含んでいないため，糖質を含む輸液と共に投与する

代替品
アミノレバン ▶ モリヘパミン，テルフィス，ヒカリレバン
ソルデム3A ▶ ソリタ-T3，ユエキンキープ，ハルトマン-G3

PPN 400 kcal

肝性脳症

アミノ酸　40.0 g(160.0 kcal)

アミノレバン	500 mL	1袋
ラクテックD	500 mL	2袋

輸液量	1,500 mL	PFC比	44 : 0 : 56
総熱量	360 kcal	NPC/N比	31.3
非蛋白性熱量	200 kcal	浸透圧比	約2
糖質	50 g (200 kcal)	Na (NaCl換算)	137 mEq (約8.1 g)
アミノ酸	40.0 g (160.0 kcal)	Cl	156 mEq
脂質	0 g (0 kcal)	K	4 mEq

- 肝不全用アミノ酸製剤は肝性脳症時にのみ使用する
- 肝不全用アミノ酸製剤は糖質を含んでいないため，糖質を含む輸液と共に投与する

代替品

アミノレバン ▶ モリヘパミン，テルフィス，ヒカリレバン
ラクテックD ▶ ソルラクトD，ハルトマンD液「小林」

PPN 600 kcal — 肝性脳症

アミノ酸 40.0 g (160.0 kcal)

アミノレバン	500 mL		1袋
フィジオ35	500 mL		2袋

輸液量	1,500 mL	PFC比	29:0:71
総熱量	560 kcal	NPC/N比	62.5
非蛋白性熱量	400 kcal	浸透圧比	約2
糖質	100 g (400 kcal)	Na (NaCl換算)	42 mEq (約2.5 g)
アミノ酸	40.0 g (160.0 kcal)	Cl	75 mEq
脂質	0 g (0 kcal)	K	20 mEq

- 肝不全用アミノ酸製剤は肝性脳症時にのみ使用する
- 肝不全用アミノ酸製剤は糖質を含んでいないため,糖質を含む輸液と共に投与する

代替品
アミノレバン ▶ モリヘパミン, テルフィス, ヒカリレバン
フィジオ35 ▶ グルアセト35

PPN 800 kcal — 肝性脳症

アミノ酸 40.0 g (160.0 kcal)

アミノレバン	500 mL	1袋
フィジオ35	500 mL	2袋
イントラリポス10%	250 mL	1袋

項目	値	項目	値
輸液量	1,750 mL	PFC比	19：33：48
総熱量	835 kcal	NPC/N比	105.5
非蛋白性熱量	675 kcal	浸透圧比	約2
糖質	100 g (400 kcal)	Na (NaCl換算)	42 mEq (約2.5 g)
アミノ酸	40.0 g (160.0 kcal)	Cl	75 mEq
脂質	25 g (275 kcal)	K	20 mEq

- 肝不全用アミノ酸製剤は肝性脳症時にのみ使用する
- 肝不全用アミノ酸製剤は糖質を含んでいないため，糖質を含む輸液と共に投与する

代替品
アミノレバン ▶ モリヘパミン，テルフィス，ヒカリレバン
フィジオ35 ▶ グルアセト35
イントラリポス10% ▶ イントラリピッド10%

TPN 1200 kcal — 肝性脳症

アミノ酸 40.0 g (160.0 kcal)

ハイカリック NC-H	700 mL	1袋
アミノレバン	500 mL	1袋
ネオラミン・マルチV		1V
ミネラリン		1A

輸液量	1,200 mL	PFC比	14:0:86
総熱量	1,160 kcal	NPC/N比	156.3
非蛋白性熱量	1,000 kcal	浸透圧比	約8
糖質	250 g (1,000 kcal)	Na (NaCl換算)	57 mEq (約3.4 g)
アミノ酸	40.0 g (160.0 kcal)	Cl	96 mEq
脂質	0 g (0 kcal)	K	30 mEq

■ TPNのキット製剤は肝性脳症時に適したアミノ酸バランスではないため使用しない

代替品
ハイカリックNC-H ▶ カロナリーH
アミノレバン ▶ モリヘパミン, テルフィス, ヒカリレバン

TPN 1400 kcal	肝性脳症
	アミノ酸 40.0 g (160.0 kcal)

ハイカリックNC-H	700 mL	1袋
アミノレバン	500 mL	1袋
ネオラミン・マルチV		1 V
ミネラリン		1 A
イントラリポス10%	250 mL	1袋

輸液量	1,450 mL	PFC比	11:19:70
総熱量	1,435 kcal	NPC/N比	199.2
非蛋白性熱量	1,275 kcal	浸透圧比	約8
糖質	250 g (1,000 kcal)	Na (NaCl換算)	57 mEq (約3.4 g)
アミノ酸	40.0 g (160.0 kcal)	Cl	96 mEq
脂質	25 g (275 kcal)	K	30 mEq

- TPNのキット製剤は肝性脳症時に適したアミノ酸バランスではないため使用しない

代替品
ハイカリックNC-H ▶ カロナリーH
アミノレバン ▶ モリヘパミン,テルフィス,ヒカリレバン
イントラリポス10% ▶ イントラリピッド10%

TPN 2000 kcal — 肝性脳症

アミノ酸 60.0 g (240.0 kcal)

ハイカリックNC-H	700 mL	1.5袋
アミノレバン	500 mL	1.5袋
ネオラミン・マルチV		1V
ミネラリン		1A
イントラリポス10%	250 mL	1袋

項目	値	項目	値
輸液量	2,050 mL	PFC比	12:14:74
総熱量	2,015 kcal	NPC/N比	184.9
非蛋白性熱量	1,775 kcal	浸透圧比	約8
糖質	375 g (1,500 kcal)	Na (NaCl換算)	86 mEq (約5.1 g)
アミノ酸	60.0 g (240.0 kcal)	Cl	144 mEq
脂質	25 g (275 kcal)	K	45 mEq

- TPNのキット製剤は肝性脳症時に適したアミノ酸バランスではないため使用しない

代替品
ハイカリックNC-H ▶ カロナリーH
アミノレバン ▶ モリヘパミン, テルフィス, ヒカリレバン
イントラリポス10% ▶ イントラリピッド10%

MEMO

C

慢性肝炎・肝硬変時のレシピ

施行時のポイント

共通

- アミノ酸不耐症がない場合は，**基本的に一般輸液の処方を行う。**
- 肝硬変患者に対しては，1.2 g/kg/dayを目安に十分量の蛋白質を投与する。
- 慢性肝疾患患者では，ビタミンB_1および亜鉛などの微量栄養素のアセスメントを行う。
- 分岐鎖アミノ酸（BCAA）を増量した肝不全用アミノ酸製剤は肝性脳症にのみ使用するため，肝性脳症を伴わない慢性肝炎・肝硬変時は使用しない。
- PPNまたはTPNと併用してアミノ酸製剤を経口から補充する場合は，経口分岐鎖アミノ酸製剤（リーバクトなど）を投与する。

PPN

- PPNと併用して経口摂取を行う場合，肝硬変患者では夜間就寝前補食（late evening snack ; LES）を含め，1日4～6回の食事にわけて熱量を投与する。

TPN

- アミノ酸不耐症がある場合は，輸液に含まれるアミノ酸を減量する必要がある。

PPN 500 kcal — 慢性肝炎・肝硬変

アミノ酸 30.0 g (120.0 kcal)

ビーフリード	500 mL	2袋
ソルデム3A	500 mL	1袋

輸液量	1,500 mL	PFC比	24:0:76
総熱量	508 kcal	NPC/N比	80.8
非蛋白性熱量	388 kcal	浸透圧比	約2
糖質	97 g (388 kcal)	Na (NaCl換算)	53 mEq (約3.1 g)
アミノ酸	30.0 g (120.0 kcal)	Cl	53 mEq
脂質	0 g (0 kcal)	K	30 mEq

- PPNと併用してアミノ酸製剤を経口から補充する場合は,経口分岐鎖アミノ酸製剤を投与する
- 投与が長期になる場合は脂肪乳剤の併用も考慮する

代替品
ビーフリード ▶ アミグランド, パレセーフ
ソルデム3A ▶ ソリタ-T3, ユエキンキープ, ハルトマン-G3

PPN 500 kcal

慢性肝炎・肝硬変

アミノ酸　30.0 g (120.0 kcal)

ビーフリード	500 mL	2袋
ラクテックD	500 mL	1袋

輸液量	1,500 mL	PFC比	23：0：77
総熱量	520 kcal	NPC/N比	83.3
非蛋白性熱量	400 kcal	浸透圧比	約2
糖質	100 g (400 kcal)	Na (NaCl換算)	100 mEq (約5.9 g)
アミノ酸	30.0 g (120.0 kcal)	Cl	90 mEq
脂質	0 g (0 kcal)	K	22 mEq

- PPNと併用してアミノ酸製剤を経口から補充する場合は，経口分岐鎖アミノ酸製剤を投与する
- 投与が長期になる場合は脂肪乳剤の併用も考慮する

代替品
ビーフリード ▶ アミグランド，パレセーフ
ラクテックD ▶ ソルラクトD，ハルトマンD液「小林」

PPN 1200 kcal — 慢性肝炎・肝硬変

アミノ酸 45.0 g (180.0 kcal)

ビーフリード	500 mL	3袋
ソルデム 3A	500 mL	1袋
イントラリポス 20%	250 mL	1袋

輸液量	2,250 mL	PFC比	15:41:44
総熱量	1,216 kcal	NPC/N比	143.9
非蛋白性熱量	1,036 kcal	浸透圧比	約2
糖質	134 g (536 kcal)	Na (NaCl換算)	70 mEq (約4.1 g)
アミノ酸	45.0 g (180.0 kcal)	Cl	70 mEq
脂質	50 g (500 kcal)	K	40 mEq

- PPNと併用してアミノ酸製剤を経口から補充する場合は、経口分岐鎖アミノ酸製剤を投与する
- 脂肪乳剤は 1 g/kg/day 以下の脂質投与量に抑える
- 脂肪乳剤は 0.1 g/kg/h 以下の速度で投与する ☞ p42参照

代替品
ビーフリード ▶ アミグランド, パレセーフ
ソルデム 3A ▶ ソリタ-T3, ユエキンキープ, ハルトマン-G3
イントラリポス 20% ▶ イントラリピッド 20%

PPN 1200 kcal

慢性肝炎・肝硬変

アミノ酸 45.0 g (180.0 kcal)

ビーフリード	500 mL	3袋
ラクテックD	500 mL	1袋
イントラリポス20%	250 mL	1袋

輸液量	2,250 mL	PFC比	14:41:45
総熱量	1,232 kcal	NPC/N比	146.1
非蛋白性熱量	1,052 kcal	浸透圧比	約2
糖質	138 g (552 kcal)	Na (NaCl換算)	118 mEq (約6.9 g)
アミノ酸	45.0 g (180.0 kcal)	Cl	107 mEq
脂質	50 g (500 kcal)	K	32 mEq

- PPNと併用してアミノ酸製剤を経口から補充する場合は,経口分岐鎖アミノ酸製剤を投与する
- 脂肪乳剤は1 g/kg/day以下の脂質投与量に抑える
- 脂肪乳剤は0.1 g/kg/h以下の速度で投与する ☞p42参照

代替品
ビーフリード ▶ アミグランド,パレセーフ
ラクテックD ▶ ソルラクトD,ハルトマンD液「小林」
イントラリポス20% ▶ イントラリピッド20%

TPN 800 kcal — 慢性肝炎・肝硬変

アミノ酸　20.0 g (80.0 kcal)

エルネオパ1号	1,000 mL	1袋
イントラリポス10%	250 mL	1袋

輸液量	1,250 mL	PFC比	10:33:57
総熱量	835 kcal	NPC/N比	235.9
非蛋白性熱量	755 kcal	浸透圧比	約4
糖質	120 g (480 kcal)	Na (NaCl換算)	50 mEq (約3.0 g)
アミノ酸	20.0 g (80.0 kcal)	Cl	50 mEq
脂質	25 g (275 kcal)	K	22 mEq

- ワルファリン製剤との相互作用に注意する（ワルファリン製剤の効果を減弱する恐れがあるため）☞p112参照
- 脂肪乳剤は1 g/kg/day以下の脂質投与量に抑える
- 脂肪乳剤は0.1 g/kg/h以下の速度で投与する☞p42参照
- TPNと併用してアミノ酸製剤を経口から補充する場合は，経口分岐鎖アミノ酸製剤を投与する

代替品

イントラリポス10% ▶ イントラリピッド10%

TPN 1100 kcal — 慢性肝炎・肝硬変

アミノ酸　30.0 g (120.0 kcal)

エルネオパ2号	1,000 mL	1袋
イントラリポス10%	250 mL	1袋

輸液量	1,250 mL	PFC比	11：25：64
総熱量	1,095 kcal	NPC/N比	203.1
非蛋白性熱量	975 kcal	浸透圧比	約5
糖質	175 g (700 kcal)	Na (NaCl換算)	50 mEq (約3.0 g)
アミノ酸	30.0 g (120.0 kcal)	Cl	50 mEq
脂質	25 g (275 kcal)	K	27 mEq

- ワルファリン製剤との相互作用に注意する（ワルファリン製剤の効果を減弱する恐れがあるため）☞p112参照
- 脂肪乳剤は1.0 g/kg/day以下の脂質投与量に抑える
- 脂肪乳剤は0.1 g/kg/h以下の速度で投与する ☞p42参照
- TPNと併用してアミノ酸製剤を経口から補充する場合は、経口分岐鎖アミノ酸製剤を投与する

代替品　イントラリポス10% ▶ イントラリピッド10%

TPN 1100 kcal

慢性肝炎・肝硬変

アミノ酸 30.0 g (120.0 kcal)

エルネオパ1号	1,500 mL	1袋
イントラリポス10%	250 mL	1袋

輸液量	1,750 mL	PFC比	10:25:65
総熱量	1,115 kcal	NPC/N比	207.3
非蛋白性熱量	995 kcal	浸透圧比	約4
糖質	180 g (720 kcal)	Na (NaCl換算)	75 mEq (約4.4 g)
アミノ酸	30.0 g (120.0 kcal)	Cl	75 mEq
脂質	25 g (275 kcal)	K	33 mEq

- ワルファリン製剤との相互作用に注意する(ワルファリン製剤の効果を減弱する恐れがあるため) ☞ p112参照
- 脂肪乳剤は1.0 g/kg/day以下の脂質投与量に抑える
- 脂肪乳剤は0.1 g/kg/h以下の速度で投与する ☞ p42参照
- TPNと併用してアミノ酸製剤を経口から補充する場合は,経口分岐鎖アミノ酸製剤を投与する

代替品

イントラリポス10% ▶ イントラリピッド10%

TPN 1400 kcal — 慢性肝炎・肝硬変

アミノ酸　40.0 g (160.0 kcal)

エルネオパ1号	2,000 mL	1袋
イントラリポス10%	250 mL	1袋

輸液量	2,250 mL	PFC比	11：20：69
総熱量	1,395 kcal	NPC/N比	193.0
非蛋白性熱量	1,235 kcal	浸透圧比	約4
糖質	240 g (960 kcal)	Na (NaCl換算)	100 mEq (約5.9 g)
アミノ酸	40.0 g (160.0 kcal)	Cl	100 mEq
脂質	25 g (275 kcal)	K	44 mEq

- ワルファリン製剤との相互作用に注意する（ワルファリン製剤の効果を減弱する恐れがあるため）☞p112参照
- 脂肪乳剤は1.0 g/kg/day以下の脂質投与量に抑える
- 脂肪乳剤は0.1 g/kg/h以下の速度で投与する☞p42参照
- TPNと併用してアミノ酸製剤を経口から補充する場合は，経口分岐鎖アミノ酸製剤を投与する

代替品
イントラリポス10% ▶ イントラリピッド10%

TPN 1500 kcal — 慢性肝炎・肝硬変

アミノ酸　45.0 g(180.0 kcal)

エルネオパ2号	1,500 mL	1袋

イントラリポス10%	250 mL	1袋

輸液量	1,750 mL	PFC比	12：18：70
総熱量	1,507 kcal	NPC/N比	184.3
非蛋白性熱量	1,327 kcal	浸透圧比	約5
糖質	263 g (1,052 kcal)	Na (NaCl換算)	75 mEq (約4.4 g)
アミノ酸	45.0 g (180.0 kcal)	Cl	75 mEq
脂質	25 g (275 kcal)	K	41 mEq

- ワルファリン製剤との相互作用に注意する（ワルファリン製剤の効果を減弱する恐れがあるため）☞ p112参照
- 脂肪乳剤は1.0 g/kg/day以下の脂質投与量に抑える
- 脂肪乳剤は0.1 g/kg/h以下の速度で投与する☞ p42参照
- TPNと併用してアミノ酸製剤を経口から補充する場合は，経口分岐鎖アミノ酸製剤を投与する

代替品：イントラリポス10% ▶ イントラリピッド10%

TPN 2000 kcal	慢性肝炎・肝硬変
	アミノ酸　60.0 g (240.0 kcal)

エルネオパ2号	2,000 mL	1袋
イントラリポス10%	250 mL	1袋

輸液量	2,250 mL	PFC比	13：14：73
総熱量	1,915 kcal	NPC/N比	174.5
非蛋白性熱量	1,675 kcal	浸透圧比	約5
糖質	350 g (1,400 kcal)	Na (NaCl換算)	100 mEq (約5.9 g)
アミノ酸	60.0 g (240.0 kcal)	Cl	100 mEq
脂質	25 g (275 kcal)	K	54 mEq

- ワルファリン製剤との相互作用に注意する（ワルファリン製剤の効果を減弱する恐れがあるため）☞p112参照
- 脂肪乳剤は1.0 g/kg/day以下の脂質投与量に抑える
- 脂肪乳剤は0.1 g/kg/h以下の速度で投与する☞p42参照
- TPNと併用してアミノ酸製剤を経口から補充する場合は，経口分岐鎖アミノ酸製剤を投与する

代替品　イントラリポス10% ▶ イントラリピッド10%

D
急性肝炎時のレシピ

施行時のポイント

共通

- 肝不全用アミノ酸製剤や脂肪乳剤は使用しない。
- 肝予備能が改善した場合は，肝不全用アミノ酸製剤の投与を考慮する。
- 劇症肝炎などに伴う肝性脳症の急性期治療では，蛋白質制限を実施する。

PPN

- 脂肪代謝やアミノ酸代謝は高度に障害されており，ブドウ糖に電解質を加えた輸液を主に用いる。

TPN

- 脂肪代謝やアミノ酸代謝は高度に障害されており，ブドウ糖に電解質や微量元素を加えた輸液を主に用いる。
- 総合ビタミン剤や微量元素を追加する。

PPN 500 kcal — 急性肝炎

アミノ酸 0.0 g (0.0 kcal)

フィジオ35	500 mL	2袋
ソルデム3A	500 mL	1袋

輸液量	1,500 mL	PFC比	0:0:100
総熱量	488 kcal	NPC/N比	—
非蛋白性熱量	488 kcal	浸透圧比	約2
糖質	122 g (488 kcal)	Na (NaCl換算)	53 mEq (約3.1 g)
アミノ酸	0.0 g (0.0 kcal)	Cl	46 mEq
脂質	0 g (0 kcal)	K	30 mEq

- 肝不全用アミノ酸製剤や脂肪乳剤は使用しない
- ビタミンB_1を含有していないため,長期投与時はビタミンB_1の補充を考慮する ☞ p140参照
- 肝予備能が改善した場合は肝不全用アミノ酸製剤の投与を考慮する

代替品
フィジオ35 ▶ グルアセト35
ソルデム3A ▶ ソリタ-T3,ユエキンキープ,ハルトマン-G3

PPN 800 kcal

急性肝炎
アミノ酸 0.0 g (0.0 kcal)

| フィジオ35 | 500 mL | 4袋 |

輸液量	2,000 mL	PFC比	0:0:100
総熱量	800 kcal	NPC/N比	—
非蛋白性熱量	800 kcal	浸透圧比	約2
糖質	200 g (800 kcal)	Na (NaCl換算)	70 mEq (約4.1 g)
アミノ酸	0.0 g (0.0 kcal)	Cl	56 mEq
脂質	0 g (0 kcal)	K	40 mEq

- 肝不全用アミノ酸製剤や脂肪乳剤は使用しない
- ビタミンB_1を含有していないため，長期投与時はビタミンB_1の補充を考慮する p140参照
- 肝予備能が改善した場合は肝不全用アミノ酸製剤の投与を考慮する

代替品: フィジオ35 ▶ グルアセト35

TPN 1000 kcal — 急性肝炎

アミノ酸　0.0 g (0.0 kcal)

ハイカリックNC-H	700 mL	1袋
ネオラミン・マルチV		1 V
ミネラリン		1 A

輸液量	700 mL	PFC比	0:0:100
総熱量	1,000 kcal	NPC/N比	—
非蛋白性熱量	1,000 kcal	浸透圧比	約8
糖質	250 g (1,000 kcal)	Na (NaCl換算)	50 mEq (約2.9 g)
アミノ酸	0.0 g (0.0 kcal)	Cl	49 mEq
脂質	0 g (0 kcal)	K	30 mEq

- 肝不全用のアミノ酸製剤や脂肪乳剤は使用しない
- 肝予備能が改善した場合は肝不全用アミノ酸製剤の投与を考慮する

代替品　ハイカリックNC-H ▶ カロナリーH

TPN 1400 kcal — 急性肝炎

アミノ酸　0.0 g (0.0 kcal)

ハイカリックNC-H	700 mL	1袋
フィジオ35	500 mL	2袋
ネオラミン・マルチV		1V
ミネラリン		1A

輸液量	1,700 mL	PFC比	0：0：100
総熱量	1,400 kcal	NPC/N比	—
非蛋白性熱量	1,400 kcal	浸透圧比	約8
糖質	350 g (1,400 kcal)	Na (NaCl換算)	85 mEq (約5.0 g)
アミノ酸	0.0 g (0.0 kcal)	Cl	77 mEq
脂質	0 g (0 kcal)	K	50 mEq

- 肝不全用のアミノ酸製剤や脂肪乳剤は使用しない
- 肝予備能が改善した場合は肝不全用アミノ酸製剤の投与を考慮する

代替品
ハイカリックNC-H ▶ カロナリーH
フィジオ35 ▶ グルアセト35

TPN 2000 kcal — 急性肝炎

アミノ酸　0.0 g (0.0 kcal)

ハイカリックNC-H	700 mL	2袋
ネオラミン・マルチV		1 V
ミネラリン		1 A

輸液量	1,400 mL	PFC比	0:0:100
総熱量	2,000 kcal	NPC/N比	—
非蛋白性熱量	2,000 kcal	浸透圧比	約8
糖質	500 g (2,000 kcal)	Na (NaCl換算)	100 mEq (約5.9 g)
アミノ酸	0.0 g (0.0 kcal)	Cl	98 mEq
脂質	0 g (0 kcal)	K	60 mEq

- 肝不全用のアミノ酸製剤や脂肪乳剤は使用しない
- 肝予備能が改善した場合は肝不全用アミノ酸製剤の投与を考慮する

代替品：ハイカリックNC-H ▶ カロナリーH

MEMO

E

腎不全保存期の
レシピ

施行時のポイント

共通

- 0.6〜0.8 g/kg/day 程度の蛋白質制限を行う。
- 低栄養による体蛋白量の減少を防ぐために，30〜40 kcal/kg/day 程度のエネルギー量を確保する。
- 腎不全用アミノ酸製剤1袋では，蛋白質の投与量が不足する可能性がある点に注意する。
- 腎不全が進行すると6 g/day（102 mEq/day）未満の塩分制限や，1,500 mg/day（38.4 mEq）以下のカリウム制限を行う。

PPN

- アミノ酸製剤を投与する場合は，腎不全用のアミノ酸製剤を用いる。

TPN

- カリウムを含有しないTPN製剤に腎不全用のアミノ酸製剤を追加して用いる。
- 総合ビタミン剤や微量元素を追加する。
- リンを補充する場合に使用するリン酸Na補充液は，カルシウムを含む輸液と配合することで沈殿を形成する可能性があるため，生理食塩液で希釈して投与する。☞ p146参照
- 投与する電解質は検査値に応じて個々に調整する。

PPN 500 kcal — 腎不全保存期

アミノ酸　14.4 g (57.6 kcal)

フィジオ35	500 mL	2袋
キドミン	200 mL	1袋

輸液量	1,200 mL	PFC比	13：0：87
総熱量	458 kcal	NPC/N比	173.6
非蛋白性熱量	400 kcal	浸透圧比	約2
糖質	100 g (400 kcal)	Na (NaCl換算)	35 mEq (約2.1 g)
アミノ酸	14.4 g (57.6 kcal)	Cl	28 mEq
脂質	0 g (0 kcal)	K	20 mEq

- アミノ酸製剤を投与する場合は腎不全用のアミノ酸製剤を用いる
- 腎不全用アミノ酸製剤投与時は蛋白質の不足に注意する

代替品
フィジオ35 ▶ グルアセト35
キドミン ▶ ネオアミユー

PPN 1000 kcal — 腎不全保存期

アミノ酸　28.8 g (115.2 kcal)

フィジオ35	500 mL	3袋
キドミン	200 mL	2袋
イントラリポス10%	250 mL	1袋

輸液量	2,150 mL	PFC比	11:28:61
総熱量	990 kcal	NPC/N比	189.9
非蛋白性熱量	875 kcal	浸透圧比	約2
糖質	150 g (600 kcal)	Na (NaCl換算)	53 mEq (約3.1 g)
アミノ酸	28.8 g (115.2 kcal)	Cl	42 mEq
脂質	25 g (275 kcal)	K	30 mEq

- 腎不全用アミノ酸製剤投与時は蛋白質の不足に注意する
- 脂肪乳剤は0.1 g/kg/h以下の速度で投与する ☞ p42参照

代替品
フィジオ35 ▶ グルアセト35
キドミン ▶ ネオアミユー
イントラリポス10% ▶ イントラリピッド10%

TPN 1100 kcal — 腎不全保存期

アミノ酸 14.4 g (57.6 kcal)

ハイカリックRF	500 mL	1袋
キドミン	200 mL	1袋
KCL補正液 1 mEq/mL		10 mL
10%塩化ナトリウム注射液		10 mL
ネオラミン・マルチV		1V
ミネラリン		1A

項目	値	項目	値
輸液量	720 mL	PFC比	5:0:95
総熱量	1,058 kcal	NPC/N比	434.0
非蛋白性熱量	1,000 kcal	浸透圧比	約8
糖質	250 g (1,000 kcal)	Na (NaCl換算)	43 mEq (約2.5 g)
アミノ酸	14.4 g (57.6 kcal)	Cl	42 mEq
脂質	0 g (0 kcal)	K	10 mEq

- 総合ビタミン剤や微量元素を追加する
- 投与する電解質は検査値に応じて個々に調整する

代替品
キドミン ▶ ネオアミユー
KCL補正液 1 mEq/mL ▶ アスパラカリウム注

TPN 1400 kcal

腎不全保存期

アミノ酸 28.8 g (115.2 kcal)

Route 1

ハイカリックRF	500 mL	1袋
キドミン	200 mL	2袋
KCL補正液1 mEq/mL		20 mL
10%塩化ナトリウム注射液		10 mL
ネオラミン・マルチV		1V
ミネラリン		1A
イントラリポス10%	250 mL	1袋

Route 2

生理食塩液	500 mL	1袋
リン酸Na補正液0.5 mmol/mL		1A

輸液量	1,700 mL	PFC比	20:8:72
総熱量	1,390 kcal	NPC/N比	276.7
非蛋白性熱量	1,275 kcal	浸透圧比	約8
糖質	250 g (1,000 kcal)	Na(NaCl換算)	135 mEq (約7.9 g)
アミノ酸	28.8 g (115.2 kcal)	Cl	129 mEq
脂質	25 g (275 kcal)	K	20 mEq

- 総合ビタミン剤や微量元素を追加する
- 投与する電解質は検査値に応じて個々に調整する
- 水分量を抑える必要がある場合は,リン酸補充液の補液の量を減量する

代替品
キドミン ▶ ネオアミュー
KCL補正液1 mEq/mL ▶ アスパラカリウム注
イントラリポス10% ▶ イントラリピッド10%

TPN 1900 kcal　腎不全保存期

アミノ酸　28.8 g (115.2 kcal)

🔵 Route 1

ハイカリックRF	500 mL	1.5袋
キドミン	200 mL	2袋
KCL補正液1 mEq/mL		20 mL
10%塩化ナトリウム注射液		10 mL
ネオラミン・マルチV		1V
ミネラリン		1A
イントラリポス10%	250 mL	1袋

🔵 Route 2

生理食塩液	500 mL	1袋
リン酸Na補正液0.5 mmol/mL		1 A

輸液量	1,950 mL	PFC比	15：6：79
総熱量	1,890 kcal	NPC/N比	385.2
非蛋白性熱量	1,775 kcal	浸透圧比	約8
糖質	375 g (1,500 kcal)	Na (NaCl換算)	147 mEq (約8.67 g)
アミノ酸	28.8 g (115.2 kcal)	Cl	137 mEq
脂質	25 g (275 kcal)	K	20 mEq

- 総合ビタミン剤や微量元素を追加する
- 投与する電解質は検査値に応じて個々に調整する
- 水分量を抑える必要がある場合は，リン酸補充液の補液の量を減量する

代替品
キドミン▶ネオアミュー
KCL補正液1 mEq/mL▶アスパラカリウム注
イントラリポス10%▶イントラリピッド10%
ハイカリックRF750 mL▶ハイカリックRF 500 mL1袋＋ハイカリックRF 250 mL1袋

MEMO

F
透析導入後のレシピ

施行時のポイント

共通

- 通常のアミノ酸製剤を使用するという考え方もあるが,保険で査定される可能性がある。
- 血液透析の場合,6 g/day (102 mEq/day) 未満の塩分制限,2,000 mg/day (51.2 mEq/day) 以下のカリウム制限,および15 mL/kg/day以下の食事外水分制限を行う。
- 脂肪乳剤を使用することで,投与カロリーを減らすことなく,投与水分量を減らすことができる。
- 脂肪乳剤には卵黄レシチンに由来するリンが含まれている点に注意する (400 mg/L)。
- 血液透析の場合,蛋白質は1.0〜1.2 g/kg/dayが必要である。腹膜透析の場合,蛋白質は1.1〜1.3 g/kg/dayが必要である。

PPN

- 低栄養による体蛋白量の減少を防ぐため,30〜40 kcal/kg/dayのエネルギー量を確保する。
- アミノ酸を投与する場合は,腎不全用のアミノ酸製剤を用いる。

TPN

- ▶ カリウムを含有しないTPN製剤に，腎不全用のアミノ酸製剤を追加して用いる。
- ▶ リンを補充する場合に使用するリン酸Na補充液は，カルシウムを含む輸液と配合することで沈殿を形成する可能性があるため，生理食塩液で希釈して投与する。☞p146参照
- ▶ 投与する電解質は検査値に応じて個々に調整する。

PPN 500 kcal

透析導入後
アミノ酸 14.4 g (57.6 kcal)

フィジオ35	500 mL	1袋
キドミン	200 mL	1袋
イントラリポス10%	250 mL	1袋

輸液量	950 mL	PFC比	51:11:38
総熱量	533 kcal	NPC/N比	206.2
非蛋白性熱量	475 kcal	浸透圧比	約2
糖質	50 g (200 kcal)	Na (NaCl換算)	18 mEq (約1.1 g)
アミノ酸	14.4 g (57.6 kcal)	Cl	14 mEq
脂質	25 g (275 kcal)	K	10 mEq

- 腎不全用アミノ酸製剤投与時は蛋白質の不足に注意する
- 脂肪乳剤は0.1 g/kg/h以下の速度で投与する p42参照

代替品
フィジオ35 ▶ グルアセト35
キドミン ▶ ネオアミユー
イントラリポス10% ▶ イントラリピッド10%

TPN 1100 kcal

透析導入後
アミノ酸　28.8 g (115.2 kcal)

ハイカリックRF	500 mL	1袋
キドミン	200 mL	2袋
KCL補正液1 mEq/mL		10 mL
10％塩化ナトリウム注射液		10 mL
ネオラミン・マルチV		1V
ミネラリン		1A

輸液量	920 mL	PFC比	10：0：90
総熱量	1,115 kcal	NPC/N比	217.0
非蛋白性熱量	1,000 kcal	浸透圧比	約8
糖質	250 g (1,000 kcal)	Na (NaCl換算)	43 mEq (約2.5 g)
アミノ酸	28.8 g (115.2 kcal)	Cl	42 mEq
脂質	0 g (0 kcal)	K	10 mEq

- 総合ビタミン剤や微量元素を追加する
- 投与する電解質は検査値に応じて個々に調整する
- 腎不全用アミノ酸製剤投与時は蛋白質の不足に注意する

代替品
キドミン ▶ ネオアミユー
KCL補正液1 mEq/mL ▶ アスパラカリウム注

TPN 1500 kcal

透析導入後

アミノ酸 43.2 g (172.8 kcal)

Route 1

ハイカリックRF	500 mL	1袋
キドミン	200 mL	3袋
KCL補正液1 mEq/mL		20 mL
10%塩化ナトリウム注射液		10 mL
ネオラミン・マルチV		1V
ミネラリン		1A
イントラリポス10%	250 mL	1袋

Route 2

生理食塩液	100 mL	1袋
リン酸Na補正液0.5 mmol/mL		1A

輸液量	1,500 mL	PFC比	12:19:69
総熱量	1,448 kcal	NPC/N比	184.5
非蛋白性熱量	1,275 kcal	浸透圧比	約8
糖質	250 g (1,000 kcal)	Na (NaCl換算)	74 mEq (約4.4 g)
アミノ酸	43.2 g (172.8 kcal)	Cl	67 mEq
脂質	25 g (275 kcal)	K	20 mEq

- 総合ビタミン剤や微量元素を追加する
- 投与する電解質は検査値に応じて個々に調整する
- 水分量を抑える必要がある場合は，リン酸補充液の補液の量を減量する
- 腎不全用アミノ酸製剤投与時は蛋白質の不足に注意する

代替品
キドミン▶ネオアミュー
KCL補正液1 mEq/mL▶アスパラカリウム注
イントラリポス10%▶イントラリピッド10%

TPN 2000 kcal — 透析導入後

アミノ酸 43.2 g (172.8 kcal)

Route 1

ハイカリックRF	500 mL	1.5袋
キドミン	200 mL	3袋
KCL補正液1 mEq/mL		20 mL
10%塩化ナトリウム注射液		10 mL
ネオラミン・マルチV		1V
ミネラリン		1A
イントラリポス10%	250 mL	1袋

Route 2

生理食塩液	100 mL	1袋
リン酸Na補正液0.5 mmol/mL		1A

輸液量	1,750 mL	PFC比	9：14：77
総熱量	1,948 kcal	NPC/N比	256.8
非蛋白性熱量	1,775 kcal	浸透圧比	約8
糖質	375 g (1,500 kcal)	Na (NaCl換算)	86 mEq (約5.1 g)
アミノ酸	43.2 g (172.8 kcal)	Cl	75 mEq
脂質	25 g (275 kcal)	K	20 mEq

- 総合ビタミン剤や微量元素を追加する
- 投与する電解質は検査値に応じて個々に調整する
- 水分量を抑える必要がある場合は，リン酸補充液の補液の量を減量する
- 腎不全用アミノ酸製剤投与時は蛋白質の不足に注意する

代替品
キドミン ▶ ネオアミユー
KCL補正液1 mEq/mL ▶ アスパラカリウム注
イントラリポス10% ▶ イントラリピッド10%
ハイカリックRF750 mL ▶ ハイカリックRF 500 mL1袋＋ハイカリックRF 250 mL1袋

MEMO

G

心不全時のレシピ

施行時のポイント

共通

- 腸管機能障害や循環動態が不安定な状態では,静脈栄養を中心とした栄養療法を行う。
- 静脈栄養を行う場合は,投与する水分量に注意する。
- 脂肪乳剤は脂肪酸が虚血心筋において心収縮力減弱や不整脈を引き起こすとの報告*もあるため,過剰投与にならないよう注意する。

    * Opie LH:Am J Cardiol, 36:938-953, 1975

- 利尿剤を投与する場合は,低カリウム血症に注意が必要である。

PPN

- ナトリウム負荷がなく,細胞外液への残留の少ない5%ブドウ糖液で輸液を開始する。

TPN

- TPNを行う場合は,基本的には一般輸液と同じ組成で問題ない。

PPN 500 kcal — 心不全

アミノ酸 30.0 g (120.0 kcal)

ビーフリード	500 mL	2袋
5%ブドウ糖液	500 mL	1袋

輸液量	1,500 mL	PFC比	23:0:77
総熱量	520 kcal	NPC/N比	83.3
非蛋白性熱量	400 kcal	浸透圧比	約2
糖質	100 g (400 kcal)	Na (NaCl換算)	35 mEq (約2.1 g)
アミノ酸	30.0 g (120.0 kcal)	Cl	35 mEq
脂質	0 g (0 kcal)	K	20 mEq

- 細胞外液への残留が少ないブドウ糖液を用いる
- 利尿薬を使用する場合は低カリウム血症に注意する

代替品　ビーフリード ▶ アミグランド，パレセーフ

PPN 1000 kcal — 心不全

アミノ酸　45.0 g (180.0 kcal)

ビーフリード	500 mL	3袋
5%ブドウ糖液	500 mL	1袋
イントラリポス10%	250 mL	1袋

輸液量	2,250 mL	PFC比	18：27：55
総熱量	1,007 kcal	NPC/N比	114.9
非蛋白性熱量	827 kcal	浸透圧比	約2
糖質	138 g (552 kcal)	Na (NaCl換算)	53 mEq (約3.1 g)
アミノ酸	45.0 g (180.0 kcal)	Cl	53 mEq
脂質	25 g (275 kcal)	K	30 mEq

- 脂肪乳剤は0.1 g/kg/h以下の速度で投与する ☞ p42参照
- 脂肪酸が虚血心筋において心収縮力の減弱を起こすとの報告もあり，隔日投与にするなど，脂肪乳剤の過剰投与に注意する

ビーフリード ▶ アミグランド，パレセーフ
イントラリポス10% ▶ イントラリピッド10%

TPN 800 kcal — 心不全

アミノ酸 20.0 g (80.0 kcal)

エルネオパ1号	1,000 mL	1袋
イントラリポス10%	250 mL	1袋

輸液量	1,250 mL	PFC比	10:33:57
総熱量	835 kcal	NPC/N比	235.9
非蛋白性熱量	755 kcal	浸透圧比	約4
糖質	120 g (480 kcal)	Na (NaCl換算)	50 mEq (約3.0 g)
アミノ酸	20.0 g (80.0 kcal)	Cl	50 mEq
脂質	25 g (275 kcal)	K	22 mEq

G 心不全

- ワルファリン製剤との相互作用に注意する(ワルファリン製剤の効果を減弱する恐れがあるため) ☞p112参照
- 脂肪乳剤は1.0 g/kg/day以下の脂質投与量に抑える
- 脂肪乳剤は0.1 g/kg/h以下の速度で投与する ☞p42参照
- 脂肪乳剤は脂肪酸が虚血心筋において心収縮力減弱や不整脈を引き起こすとの報告もあるため,過剰投与にならないよう注意する

代替品
イントラリポス10% ▶ イントラリピッド10%

TPN 1100 kcal — 心不全

アミノ酸 30.0 g (120.0 kcal)

エルネオパ2号	1,000 mL	1袋
イントラリポス10%	250 mL	1袋

輸液量	1,250 mL	PFC比	11:25:64
総熱量	1,095 kcal	NPC/N比	203.1
非蛋白性熱量	975 kcal	浸透圧比	約5
糖質	175 g (700 kcal)	Na (NaCl換算)	50 mEq (約3.0 g)
アミノ酸	30.0 g (120.0 kcal)	Cl	50 mEq
脂質	25 g (275 kcal)	K	27 mEq

- ワルファリン製剤との相互作用に注意する（ワルファリン製剤の効果を減弱する恐れがあるため）☞p112参照
- 脂肪乳剤は1.0 g/kg/day以下の脂質投与量に抑える
- 脂肪乳剤は0.1 g/kg/h以下の速度で投与する☞p42参照
- 脂肪乳剤は脂肪酸が虚血心筋において心収縮力減弱や不整脈を引き起こすとの報告もあるため，過剰投与にならないよう注意する

代替品
イントラリポス10% ▶ イントラリピッド10%

TPN 1100 kcal — 心不全

アミノ酸 30.0 g (120.0 kcal)

エルネオパ1号	1,500 mL	1袋
イントラリポス10%	250 mL	1袋

輸液量	1,750 mL	PFC比	10：25：65
総熱量	1,115 kcal	NPC/N比	207.3
非蛋白性熱量	995 kcal	浸透圧比	約4
糖質	180 g (720 kcal)	Na (NaCl換算)	75 mEq (約4.4 g)
アミノ酸	30.0 g (120.0 kcal)	Cl	75 mEq
脂質	25 g (275 kcal)	K	33 mEq

- ワルファリン製剤との相互作用に注意する（ワルファリン製剤の効果を減弱する恐れがあるため）☞ p112参照
- 脂肪乳剤は1.0 g/kg/day以下の脂質投与量に抑える
- 脂肪乳剤は0.1 g/kg/h以下の速度で投与する☞ p42参照
- 脂肪乳剤は脂肪酸が虚血心筋において心収縮力減弱や不整脈を引き起こすとの報告もあるため，過剰投与にならないよう注意する

代替品: イントラリポス10% ▶ イントラリピッド10%

TPN 1400 kcal — 心不全

アミノ酸 40.0 g (160.0 kcal)

エルネオパ1号	2,000 mL		1袋
イントラリポス10%	250 mL		1袋

輸液量	2,250 mL	PFC比	11:20:69
総熱量	1,395 kcal	NPC/N比	193.0
非蛋白性熱量	1,235 kcal	浸透圧比	約4
糖質	240 g (960 kcal)	Na (NaCl換算)	100 mEq (約5.9 g)
アミノ酸	40.0 g (160.0 kcal)	Cl	100 mEq
脂質	25 g (275 kcal)	K	44 mEq

- ワルファリン製剤との相互作用に注意する(ワルファリン製剤の効果を減弱する恐れがあるため) ☞p112参照
- 脂肪乳剤は1.0 g/kg/day以下の脂質投与量に抑える
- 脂肪乳剤は0.1 g/kg/h以下の速度で投与する ☞p42参照
- 脂肪乳剤は脂肪酸が虚血心筋において心収縮力減弱や不整脈を引き起こすとの報告もあるため,過剰投与にならないよう注意する

 代替品

イントラリポス10% ▶ イントラリピッド10%

TPN 1500 kcal — 心不全

アミノ酸　45.0 g(180.0 kcal)

エルネオパ2号	1,500 mL	1袋
イントラリポス10%	250 mL	1袋

輸液量	1,750 mL	PFC比	12:18:70
総熱量	1,507 kcal	NPC/N比	184.3
非蛋白性熱量	1,327 kcal	浸透圧比	約5
糖質	263 g (1,052 kcal)	Na (NaCl換算)	75 mEq (約4.4 g)
アミノ酸	45.0 g (180.0 kcal)	Cl	75 mEq
脂質	25 g (275 kcal)	K	41 mEq

- ワルファリン製剤との相互作用に注意する（ワルファリン製剤の効果を減弱する恐れがあるため）☞p112参照
- 脂肪乳剤は1.0 g/kg/day以下の脂質投与量に抑える
- 脂肪乳剤は0.1 g/kg/h以下の速度で投与する☞p42参照
- 脂肪乳剤は脂肪酸が虚血心筋において心収縮力減弱や不整脈を引き起こすとの報告もあるため，過剰投与にならないよう注意する

 代替品　イントラリポス10% ▶ イントラリピッド10%

TPN 2000 kcal — 心不全

アミノ酸 60.0 g (240.0 kcal)

エルネオパ2号	2,000 mL	1袋
イントラリポス10%	250 mL	1袋

輸液量	2,250 mL	PFC比	13:14:73
総熱量	1,915 kcal	NPC/N比	174.5
非蛋白性熱量	1,675 kcal	浸透圧比	約5
糖質	350 g (1,400 kcal)	Na (NaCl換算)	100 mEq (約5.9 g)
アミノ酸	60.0 g (240.0 kcal)	Cl	100 mEq
脂質	25 g (275 kcal)	K	54 mEq

- ワルファリン製剤との相互作用に注意する(ワルファリン製剤の効果を減弱する恐れがあるため) ☞p112参照
- 脂肪乳剤は1.0 g/kg/day以下の脂質投与量に抑える
- 脂肪乳剤は0.1 g/kg/h以下の速度で投与する ☞p42参照
- 脂肪乳剤は脂肪酸が虚血心筋において心収縮力減弱や不整脈を引き起こすとの報告もあるため,過剰投与にならないよう注意する

代替品: イントラリポス10% ▶ イントラリピッド10%

H

ワルファリン製剤服用時のレシピ

施行時のポイント

共通

- ワルファリン製剤はビタミンKと拮抗することで薬効を示す薬剤であるため，ビタミンKを含有する輸液を投与するとワルファリンの作用が減弱する恐れがある。
- 脂肪乳剤は原料のダイズ油に由来するビタミンKを微量含有しているため，ワルファリン製剤との併用には注意する。

PPN

- 経腸栄養剤を併用する場合もビタミンKの含有量に注意する。

TPN

- エルネオパ製剤など，総合ビタミン含有のTPN製剤はビタミンKを含有するため，ワルファリン製剤服用患者には使用しない。
- ワルファリン製剤服用患者にTPNを行う場合は，総合ビタミンを含まないTPN製剤を用いる。
- 総合ビタミン剤にはビタミンKを含有するものがあるため，ビタミンKを含まない総合ビタミン剤のみを使用する。

▶ 必要に応じて各種ビタミン類を追加する。
〈例〉
・ビタミンB_2：フラビタン注射液 20 mg
・パントテン酸：パントシン注 200 mg

　　　　　　　　　　　　　　　　　など

PPN 500 kcal — ワルファリン製剤服用時

アミノ酸 30.0 g (120.0 kcal)

ビーフリード	500 mL	2袋
ソルデム3A	500 mL	1袋

輸液量	1,500 mL	PFC比	24:0:76
総熱量	508 kcal	NPC/N比	80.8
非蛋白性熱量	388 kcal	浸透圧比	約2
糖質	97 g (388 kcal)	Na (NaCl換算)	53 mEq (約3.1 g)
アミノ酸	30.0 g (120.0 kcal)	Cl	53 mEq
脂質	0 g (0 kcal)	K	30.0 mEq

- ワルファリン製剤服用時はビタミンKを含有する輸液を投与するとワルファリン製剤の作用が減弱する恐れがある
- 脂肪乳剤は原料のダイズ油に由来するビタミンKを微量有しているため，ワルファリン製剤との併用には注意する

代替品
ビーフリード▶アミグランド，パレセーフ
ソルデム3A▶ソリタ-T3，ユエキンキープ，ハルトマン-G3

PPN 700 kcal — ワルファリン製剤服用時

アミノ酸　45.0 g (180.0 kcal)

ビーフリード	500 mL	3袋
ソルデム3A	500 mL	1袋

輸液量	2,000 mL	PFC比	25：0：75
総熱量	716 kcal	NPC/N比	74.4
非蛋白性熱量	536 kcal	浸透圧比	約2
糖質	134 g (536 kcal)	Na (NaCl換算)	70 mEq (約4.1 g)
アミノ酸	45.0 g (180.0 kcal)	Cl	70 mEq
脂質	0 g (0 kcal)	K	40 mEq

- ワルファリン製剤服用時はビタミンKを含有する輸液を投与するとワルファリン製剤の作用が減弱する恐れがある
- 脂肪乳剤は原料のダイズ油に由来するビタミンKを微量有しているため，ワルファリン製剤との併用には注意する

代替品
ビーフリード ▶ アミグランド，パレセーフ
ソルデム3A ▶ ソリタ-T3，ユエキンキープ，ハルトマン-G3

TPN 700 kcal — ワルファリン製剤服用時

アミノ酸　25.0 g (100.0 kcal)

アミノトリパ1号	850 mL	1袋
ビタメジン		1V
ミネラリン		1A
ビタミンC注	500 mg	1A

項目	値	項目	値
輸液量	850 mL	PFC比	15 : 0 : 85
総熱量	660 kcal	NPC/N比	140.0
非蛋白性熱量	560 kcal	浸透圧比	約5
糖質	140 g (560 kcal)	Na (NaCl換算)	35 mEq (約2.1 g)
アミノ酸	25.0 g (100.0 kcal)	Cl	35 mEq
脂質	0 g (0 kcal)	K	22 mEq

- ワルファリン製剤服用時はビタミンKを含有する輸液を投与するとワルファリン製剤の作用が減弱する恐れがある

代替品
アミノトリパ1号 ▶ ピーエヌツイン1号

TPN 800 kcal	ワルファリン製剤服用時
	アミノ酸 30.0 g (120.0 kcal)

アミノトリパ2号	900 mL	1袋
ビタメジン		1V
ミネラリン		1A
ビタミンC注	500 mg	1A

輸液量	900 mL	PFC比	15:0:85
総熱量	820 kcal	NPC/N比	145.8
非蛋白性熱量	700 kcal	浸透圧比	約6
糖質	175 g (700 kcal)	Na (NaCl換算)	35 mEq (約2.1 g)
アミノ酸	30.0 g (120.0 kcal)	Cl	35 mEq
脂質	0 g (0 kcal)	K	27 mEq

- ワルファリン製剤服用時はビタミンKを含有する輸液を投与するとワルファリン製剤の作用が減弱する恐れがある

代替品 アミノトリパ2号 ▶ ピーエヌツイン2号

TPN 1300 kcal

ワルファリン製剤服用時
アミノ酸 50.0 g (200.0 kcal)

アミノトリパ1号	850 mL	2袋
ビタメジン		1V
ミネラリン		1A
ビタミンC注	500 mg	1A

輸液量	1,700 mL	PFC比	15:0:85
総熱量	1,320 kcal	NPC/N比	140.0
非蛋白性熱量	1,120 kcal	浸透圧比	約5
糖質	280 g (1,120 kcal)	Na (NaCl換算)	70 mEq (約4.1 g)
アミノ酸	50.0 g (200.0 kcal)	Cl	70 mEq
脂質	0 g (0 kcal)	K	44 mEq

■ ワルファリン製剤服用時はビタミンKを含有する輸液を投与するとワルファリン製剤の作用が減弱する恐れがある

 代替品　アミノトリパ1号 ▶ ピーエヌツイン1号

TPN 1500 kcal — ワルファリン製剤服用時

アミノ酸　50.0 g（200.0 kcal）

アミノトリパ1号	850 mL	2袋
フィジオ35	500 mL	1袋
ビタメジン		1V
ミネラリン		1A
ビタミンC注	500 mg	1A

項目	値	項目	値
輸液量	2,200 mL	PFC比	13：0：87
総熱量	1,520 kcal	NPC/N比	165.0
非蛋白性熱量	1,320 kcal	浸透圧比	約5
糖質	330 g (1,320 kcal)	Na (NaCl換算)	88 mEq (約5.1 g)
アミノ酸	50.0 g (200.0 kcal)	Cl	84 mEq
脂質	0 g (0 kcal)	K	54 mEq

- ワルファリン製剤服用時はビタミンKを含有する輸液を投与するとワルファリン製剤の作用が減弱する恐れがある

代替品
アミノトリパ1号 ▶ ピーエヌツイン1号
フィジオ35 ▶ グルアセト35

TPN 1600 kcal	ワルファリン製剤服用時
	アミノ酸 60.0 g (240.0 kcal)

アミノトリパ2号	900 mL	2袋
ビタメジン		1 V
ミネラリン		1 A
ビタミンC注	500 mg	1 A

輸液量	1,800 mL	PFC比	15:0:85
総熱量	1,640 kcal	NPC/N比	145.8
非蛋白性熱量	1,400 kcal	浸透圧比	約6
糖質	350 g (1,400 kcal)	Na (NaCl換算)	70 mEq (約4.1 g)
アミノ酸	60.0 g (240.0 kcal)	Cl	70 mEq
脂質	0 g (0 kcal)	K	54 mEq

- ワルファリン製剤服用時はビタミンKを含有する輸液を投与するとワルファリン製剤の作用が減弱する恐れがある

代替品: アミノトリパ2号 ▶ ピーエヌツイン2号

TPN 1800 kcal

ワルファリン製剤服用時

アミノ酸 60.0 g (240.0 kcal)

アミノトリパ2号	900 mL	2袋
フィジオ35	500 mL	1袋
ビタメジン		1V
ミネラリン		1A
ビタミンC注	500 mg	1A

輸液量	2,300 mL	PFC比	13:0:87
総熱量	1,840 kcal	NPC/N比	166.7
非蛋白性熱量	1,600 kcal	浸透圧比	約5
糖質	400 g (1,600 kcal)	Na (NaCl換算)	88 mEq (約5.1 g)
アミノ酸	60.0 g (240.0 kcal)	Cl	84 mEq
脂質	0 g (0 kcal)	K	64 mEq

- ワルファリン製剤服用時はビタミンKを含有する輸液を投与するとワルファリン製剤の作用が減弱する恐れがある

代替品
アミノトリパ2号 ▶ ピーエヌツイン2号
フィジオ35 ▶ グルアセト35

MEMO

I

高カリウム血症時のレシピ

施行時のポイント

- TPNキット製剤はカリウムを含有するため,高カリウム血症時はカリウムを含有しないTPN製剤を使用する必要がある。
- 十分量のアミノ酸製剤を投与する。
- リンを補充する場合に使用するリン酸Na補充液は,カルシウムを含む輸液と配合することで沈殿を形成する可能性があるため,生理食塩液で希釈して投与する。☞p146参照

TPN 1100 kcal

高カリウム血症

アミノ酸 30.0 g (120.0 kcal)

ハイカリックRF	500 mL	1袋
アミパレン	300 mL	1袋
10%塩化ナトリウム注射液		10 mL
ネオラミン・マルチV		1V
ミネラリン		1A

輸液量	810 mL	PFC比	11:0:89
総熱量	1,120 kcal	NPC/N比	208.3
非蛋白性熱量	1,000 kcal	浸透圧比	約8
糖質	250 g (1,000 kcal)	Na (NaCl換算)	43 mEq (約2.5 g)
アミノ酸	30.0 g (120.0 kcal)	Cl	32 mEq
脂質	0 g (0 kcal)	K	0 mEq

- TPNキット製剤はカリウムを含有するため,高カリウム血症時はカリウムを含有しないTPN製剤を使用する必要がある
- 十分量のアミノ酸製剤を投与する

代替品
アミパレン ▶ アミニック

TPN 1400 kcal — 高カリウム血症

アミノ酸　30.0 g (120.0 kcal)

Route 1

ハイカリックRF	500 mL	1袋
アミパレン	300 mL	1袋
10%塩化ナトリウム注射液		10 mL
ネオラミン・マルチV		1V
ミネラリン		1A
イントラリポス10%	250 mL	1袋

Route 2

生理食塩液	500 mL	1袋
リン酸Na補正液 0.5 mmol/mL		1A

輸液量	1,580 mL	PFC比	8:20:72
総熱量	1,395 kcal	NPC/N比	265.6
非蛋白性熱量	1,275 kcal	浸透圧比	約8
糖質	250 g (1,000 kcal)	Na (NaCl換算)	135 mEq (約7.9 g)
アミノ酸	30.0 g (120.0 kcal)	Cl	109 mEq
脂質	25 g (275 kcal)	K	0 mEq

- TPNキット製剤はカリウムを含有するため，高カリウム血症時はカリウムを含有しないTPN製剤を使用する必要がある
- 十分量のアミノ酸製剤を投与する

代替品
アミパレン ▶ アミニック
イントラリポス10% ▶ イントラリピッド10%

TPN 2000 kcal

高カリウム血症

アミノ酸 60.0 g (240.0 kcal)

⚕ Route 1

ハイカリックRF	500 mL	1.5袋
アミパレン	300 mL	2袋
10%塩化ナトリウム注射液		10 mL
ネオラミン・マルチV		1 V
ミネラリン		1 A
イントラリポス10%	250 mL	1袋

⚕ Route 2

生理食塩液	500 mL	1袋
リン酸Na補正液0.5 mmol/mL		1 A

輸液量	2,130 mL	PFC比	12:14:74
総熱量	2,015 kcal	NPC/N比	184.9
非蛋白熱量	1,775 kcal	浸透圧比	約8
糖質	375 g (1,500 kcal)	Na (NaCl換算)	148 mEq (約8.7 g)
アミノ酸	60.0 g (240.0 kcal)	Cl	117 mEq
脂質	25 g (275 kcal)	K	0 mEq

- TPNキット製剤はカリウムを含有するため、高カリウム血症時はカリウムを含有しないTPN製剤を使用する必要がある
- 十分量のアミノ酸製剤を投与する

代替品
アミパレン ▶ アミニック
イントラリポス10% ▶ イントラリピッド10%
ハイカリックRF750 mL ▶ ハイカリックRF 500 mL1袋 + ハイカリックRF 250 mL1袋

MEMO

J
リフィーディング症候群時のレシピ

施行時のポイント

- リフィーディング症候群とは，慢性的な栄養不良状態が続いている患者に積極的な栄養補給を行うことにより発症する，一連の代謝合併症の総称である。
- リフィーディング症候群に認められる主な代謝異常として，体液量の異常，糖代謝の異常，低リン血症，低カリウム血症，低マグネシウム血症，ビタミン（特にビタミンB_1）欠乏がある。
- リフィーディング症候群の高リスク患者に栄養補給をする場合は，現体重に対する必要エネルギー摂取量の25％から開始する。
- ビタミンB_1欠乏が予測される場合は，100〜500 mgのビタミンB_1を7〜10日ほど投与する。
- 英国NICEガイドラインでは，カリウム：2〜4 mmol（2〜4 mEq）/kg/day，リン：0.3〜0.6 mmol/kg/day，マグネシウム：0.2 mmol（0.4 mEq）/kg/dayの投与を推奨している。
- 心電図や採血結果を見ながら，100〜200 kcal/day程度ずつ投与エネルギーを増量する。
- リン酸補充液はカルシウムを含む輸液と混合すると沈殿を形成する可能性があるため，別ルートから投与する。☞ p146参照
- 投与する電解質は検査値に応じて個々に調整する。

リフィーディング症候群の高リスク患者の選択基準

下記の基準1つ以上

- BMI が 16 kg/m² 未満
- 意図しない過去3〜6カ月内での15%以上の体重減少
- 10日以上の絶食
- 再摂取前の低カリウム血症,低リン血症,低マグネシウム血症

下記の基準2つ以上

- BMI が 18.5 kg/m² 未満
- 意図しない過去3〜6カ月内で10%以上の体重減少
- 5日間以上の絶食
- アルコール依存の既往

[NICE 診療ガイドラインより改変]

PPN 300 kcal — リフィーディング症候群

アミノ酸 15.0 g (60.0 kcal)

Route 1

ビーフリード	500 mL	1袋
ソルデム3A	500 mL	1袋
アリナミンF50注		2A
硫酸Mg補正液1 mEq/mL		1A

Route 2

生理食塩液	500 mL	1袋
リン酸Na補正液0.5 mmol/mL		1A

輸液量	1,580 mL	PFC比	20:0:80
総熱量	296 kcal	NPC/N比	98.3
非蛋白性熱量	236 kcal	浸透圧比	約2
糖質	59 g (236 kcal)	Na(NaCl換算)	127 mEq (約7.5 g)
アミノ酸	15.0 g (60.0 kcal)	Cl	112 mEq
脂質	0 g (0 kcal)	K	20 mEq

- リフィーディング症候群の高リスク患者に栄養補給をする場合は，現体重に対する必要エネルギー摂取量の25%から開始する
- ビタミンB_1欠乏が予測される場合は，100〜500 mgのビタミンB_1を7〜10日ほど投与する
- 投与する電解質は検査値に応じて個々に調整する

代替品
ビーフリード ▶ アミグランド，パレセーフ
ソルデム3A ▶ ソリタ-T3，ユエキンキープ，ハルトマン-G3
アリナミンF50注 1A ▶ アリナミンF100注 1/2A
　　　　　　　　　　アリナミンF25注 2A

PPN 500 kcal

リフィーディング症候群

アミノ酸 30.0 g(120.0 kcal)

Route 1

ビーフリード	500 mL	2袋
ソルデム 3A	500 mL	1袋
アリナミンF50注		2A
硫酸Mg補正液1 mEq/mL		1A

Route 2

生理食塩液	500 mL	1袋
リン酸Na補正液0.5 mmol/mL		1A

輸液量	2,080 mL	PFC比	24:0:76
総熱量	508 kcal	NPC/N比	80.8
非蛋白性熱量	388 kcal	浸透圧比	約2
糖質	97 g (388 kcal)	Na(NaCl換算)	145 mEq (約8.5 g)
アミノ酸	30.0 g (120.0 kcal)	Cl	130 mEq
脂質	0 g (0 kcal)	K	30 mEq

- リフィーディング症候群の高リスク患者に栄養補給をする場合は, 現体重に対する必要エネルギー摂取量の25%から開始する
- ビタミン B_1 欠乏が予測される場合は, 100〜500 mgのビタミン B_1 を7〜10日ほど投与する
- 投与する電解質は検査値に応じて個々に調整する

代替品
ビーフリード ▶ アミグランド, パレセーフ
ソルデム 3A ▶ ソリタ-T3, ユエキンキープ, ハルトマン-G3
アリナミンF50注 1A ▶ アリナミンF100注 1/2A
　　　　　　　　　　アリナミンF25注 2A

PPN 1200 kcal

リフィーディング症候群

アミノ酸 45.0 g (180.0 kcal)

💧 Route 1

ビーフリード	500 mL	3袋
ソルデム3A	500 mL	1袋
アリナミンF50注		2A
硫酸Mg補正液1 mEq/mL		1A
イントラリポス20%	250 mL	1袋

💧 Route 2

生理食塩液	500 mL	1袋
リン酸Na補正液0.5 mmol/mL		1A

輸液量	2,830 mL	PFC比	15:41:44
総熱量	1,216 kcal	NPC/N比	143.9
非蛋白熱量	1,036 kcal	浸透圧比	約2
糖質	134 g (536 kcal)	Na(NaCl換算)	162 mEq (約9.5 g)
アミノ酸	45.0 g (180.0 kcal)	Cl	147 mEq
脂質	50 g (500 kcal)	K	40.0 mEq

- リフィーディング症候群の高リスク患者に栄養補給をする場合は,現体重に対する必要エネルギー摂取量の25%から開始する
- ビタミンB_1欠乏が予測される場合は,100〜500 mgのビタミンB_1を7〜10日ほど投与する
- 投与する電解質は検査値に応じて個々に調整する

代替品
ビーフリード ▶ アミグランド,パレセーフ
ソルデム3A ▶ ソリタ-T3,ユエキンキープ,ハルトマン-G3
イントラリポス20% ▶ イントラリピッド20%
アリナミンF50注 1A ▶ アリナミンF100注 1/2A
　　　　　　　　　　アリナミンF25注 2A

K

糖尿病時のレシピ

施行時のポイント

- 基本的に一般輸液を用いるが，糖質は総エネルギー量の55〜65%以下とし，最低130 g/day以上は投与する。
- 蛋白質は1.0〜1.2 g/kg/dayとし，糖尿病性腎症がある場合は減量する。
- 脂肪摂取量は，総エネルギー量の25%以下とする。
- 血糖コントロール不十分なときは過剰な糖質投与を避け，必要時には即効型インスリンの静脈内持続投与を行うか，点滴内に即効型インスリンを混注する。

インスリン持続投与法　糖尿病

①ヒューマリンR50単位を量る。

②生理食塩液50 mLを，50 mLシリンジを用いて量り取る。

③ヒューマリンR50単位を生理食塩液入りシリンジに入れる。

④転倒混和。

⑤1単位/mLとなるため，シリンジポンプを用いて必要量を持続点滴する。

※厳密には1単位/mLではないが，操作を簡便にするため，上記方法とする。

MEMO

L

ビタミンB_1補充時のレシピ

施行時のポイント

- ビタミンB_1の活性体であるチアミンピロリン酸は,解糖系におけるピルビン酸デヒドロゲナーゼの補酵素として働くため,ビタミンB_1が不足すると,ピルビン酸と乳酸が生体内に蓄積する。
- その結果,乳酸アシドーシスやウェルニッケ脳症が引き起こされる。
- 静脈栄養を施行する場合は,乳酸アシドーシスやウェルニッケ脳症を予防するために,ビタミンB_1を3 mg/day以上投与する。
- ビタミンB_1を含まない輸液を長期投与する場合は,ビタミンB_1の欠乏に注意する。
- 末梢静脈輸液のビーフリード1袋には1.92 mg/LのビタミンB_1を含有するが,長期施行時はビタミンB_1が不足する場合があるため注意する。
- リフィーディング症候群時にビタミンB_1欠乏が予測される場合は,100〜500 mgのビタミンB_1を7〜10日ほど投与する。

ビタミンB$_1$補充液

電解質補正

持続点滴内に混注

アリナミンF50注	必要量

または

側管から

アリナミンF50注	必要量

- ビタミンB$_1$は持続点滴内の輸液バッグに混注するか，点滴ラインの側管から静脈内投与する
- ビタミンB$_1$は水溶性ビタミンであるため，過量投与になることは稀である

MEMO

M

各種電解質補正液投与時のレシピ

施行時のポイント

- 投与する電解質は，検査値に応じて個々に調整する。
- 各種電解質液を輸液に混合して投与する場合は，配合変化に注意する。
- カリウム製剤の静注は禁忌である。必ず輸液で希釈して点滴投与する。
- カリウム製剤は40 mEq/L以下の濃度に希釈し，1分間に8 mLを超えない投与速度で点滴投与する。
- カリウム製剤は1日に100 mEq以上を投与しない。

カリウム補充液 | 電解質補正

持続点滴内

| KCL補正液1 mEq/mL | 20 mL |

または

各種輸液	1袋
KCL補正液1 mEq/mL	20 mL

- 投与する電解質は検査値に応じて個々に調整する
- カリウム製剤の静注は禁忌である。必ず輸液で希釈して点滴投与する
- カリウム製剤は40 mEq/L以下の濃度に希釈し,1分間に8 mLを超えない投与速度で点滴投与する
- カリウム製剤は1日に100 mEq以上を投与しない

リン補充液　電解質補正

生理食塩液	500 mL	1袋
リン酸Na補正液0.5 mmol/mL		1A

- 投与する電解質は検査値に応じて個々に調整する
- カルシウムやマグネシウムを含有する輸液と混合すると沈殿を形成する可能性があるため，混合は避ける

マグネシウム補充液 — 電解質補正

生理食塩液	500 mL	1袋
硫酸Mg補正液1 mEq/mL		1 A

- 投与する電解質は検査値に応じて個々に調整する
- リンを含有する輸液と混合すると沈殿を形成する可能性があるため，混合は避ける

カルシウム補充液　電解質補正

生理食塩液	500 mL	1袋
カルチコール8.5%	5 mL	1A

- 投与する電解質は検査値に応じて個々に調整する
- リンを含有する輸液と混合すると沈殿を形成する可能性があるため，混合は避ける

索 引

- 輸液製剤索引
- 用語索引

輸液製剤索引

＊カッコ内は製造販売元（2015年1月現在）
＊黒字は「代替品」欄に掲載した輸液製剤

あ

アスパラ®カリウム注10 mEq
（田辺三菱製薬）
　　89, 90, 91, 97, 98, 99
アミグランド®輸液
（テルモ）
　　44, 45, 46, 47, 67, 68,
　　69, 70, 103, 104, 114,
　　115, 132, 133, 134
アミニック®輸液
（エイワイファーマ）
　　125, 126, 127
アミノトリパ®1号輸液
（大塚製薬工場）
　　116, 118, 119
アミノトリパ®2号輸液
（大塚製薬工場）
　　117, 120, 121
アミノレバン®点滴静注
（大塚製薬工場）
　　57, 58, 59, 60, 61, 62,
　　63
アミパレン®輸液
（大塚製薬工場）
　　125, 126, 127
アリナミン®F100注, F25注
（武田薬品工業）
　　132, 133, 134
アリナミン®F50注
（武田薬品工業）
　　132, 133, 134, 141

イントラリピッド®輸液10%
（フレゼニウスカービジャパン）
　　48, 49, 50, 51, 52, 53,
　　60, 62, 63, 71, 72, 73,
　　74, 75, 76, 88, 90, 91,
　　96, 98, 99, 104, 105,
　　106, 107, 108, 109, 110,
　　126, 127
イントラリピッド®輸液20%
（フレゼニウスカービジャパン）
　　46, 47, 69, 70, 134
イントラリポス®輸液10%
（大塚製薬工場）
　　48, 49, 50, 51, 52, 53,
　　60, 62, 63, 71, 72, 73,
　　74, 75, 76, 88, 90, 91,
　　96, 98, 99, 104, 105,
　　106, 107, 108, 109, 110,
　　126, 127
イントラリポス®輸液20%
（大塚製薬工場）
　　46, 47, 69, 70, 134
エルネオパ®1号輸液
（大塚製薬工場）
　　48, 50, 51, 71, 73, 74,
　　105, 107, 108
エルネオパ®2号輸液
（大塚製薬工場）
　　49, 52, 53, 72, 75, 76,
　　106, 109, 110

か

カルチコール注射液 8.5%
(日医工)
　　148

カロナリー®H 輸液
(扶桑薬品工業)
　　61, 62, 63, 81, 82, 83

キドミン®輸液
(大塚製薬工場)
　　87, 88, 89, 90, 91, 96,
　　97, 98, 99

グルアセト®35 注
(アイロム製薬)
　　59, 60, 79, 80, 82, 87,
　　88, 96, 119, 121

さ

生理食塩液 (各社)
　　90, 91, 98, 99, 126,
　　127, 132, 133, 134, 137,
　　146, 147, 148

ソリタ®-T3 号輸液
(エイワイファーマ)
　　44, 46, 57, 67, 69, 79,
　　114, 115, 132, 133, 134

ソルデム® 3A 輸液
(テルモ)
　　44, 46, 57, 67, 69, 79,
　　114, 115, 132, 133, 134

ソルラクト®D 輸液
(テルモ)
　　45, 47, 58, 68, 70

た

テルフィス®点滴静注
(テルモ)
　　57, 58, 59, 60, 61, 62, 63

な

ネオアミユー®輸液
(エイワイファーマ)
　　87, 88, 89, 90, 91, 96,
　　97, 98, 99

ネオラミン・マルチ V®注射用
(日本化薬)
　　61, 62, 63, 81, 82, 83,
　　89, 90, 91, 97, 98, 99,
　　125, 126, 127

は

ハイカリック®NC-H 輸液
(テルモ)
　　61, 62, 63, 81, 82, 83

ハイカリック®RF 輸液
(テルモ)
　　89, 90, 91, 97, 98, 99,
　　125, 126, 127

ハルトマン D 液「小林」
(アイロム製薬)
　　45, 47, 58, 68, 70

ハルトマン-G3 号輸液
(アイロム製薬)
　　44, 46, 57, 67, 69, 79,
　　114, 115, 132, 133, 134

パレセーフ®輸液
(エイワイファーマ)
　　44, 45, 46, 47, 67, 68,
　　69, 70, 103, 104, 114,
　　115, 132, 133, 134

ピーエヌツイン®-1 号輸液
(エイワイファーマ)
　　116, 118, 119

ピーエヌツイン®-2 号輸液
(エイワイファーマ)
　　117, 120, 121

ビーフリード®輸液
(大塚製薬工場)
　　44, 45, 46, 47, 67, 68, 69, 70, 103, 104, 114, 115, 132, 133, 134

ヒカリレバン注
(光製薬)
　　57, 58, 59, 60, 61, 62, 63

ビタミンC注(各社)
　　116, 117, 118, 119, 120, 121

ビタメジン®静注用
(第一三共)
　　116, 117, 118, 119, 120, 121

ヒューマリン®R注
(日本イーライリリー)
　　137

フィジオ®35輸液
(大塚製薬工場)
　　59, 60, 79, 80, 82, 87, 88, 96, 119, 121

ま

ミネラリン®注
(日本製薬)
　　61, 62, 63, 81, 82, 83, 89, 90, 91, 97, 98, 99, 116, 117, 118, 119, 120, 121, 125, 126, 127

モリヘパミン®点滴静注
(エイワイファーマ)
　　57, 58, 59, 60, 61, 62, 63

や

ユエキンキープ輸液
(光製薬)
　　44, 46, 57, 67, 69, 79, 114, 115, 132, 133, 134

ら

ラクテック®D輸液
(大塚製薬工場)
　　45, 47, 58, 68, 70

硫酸Mg補正液1mEq/mL
(大塚製薬工場)
　　132, 133, 134, 147

リン酸Na補正液0.5mmol/mL
(大塚製薬工場)
　　90, 91, 98, 99, 126, 127, 132, 133, 134, 146

その他

KCL補正液1mEq/mL
(大塚製薬工場)
　　89, 90, 91, 97, 98, 99, 145

5%ブドウ糖液(各社)
　　103, 104

10%塩化ナトリウム注射液(各社)
　　89, 90, 91, 97, 98, 99, 125, 126, 127

用語索引

和文

あ
亜鉛 35
ウェルニッケ脳症 30

か
活動係数 16, 18
基礎代謝量 16, 17, 20
客観的データ評価 11
経腸栄養 2
経鼻栄養 2
経瘻孔栄養 2

さ
三大栄養素 23
主観的包括的評価 6
脂溶性ビタミン 31
静脈栄養 2
身体活動レベル 21
水溶性ビタミン 30
ストレス係数 16, 18
ソルビトール 28

た
体格指数 8
多糖類 27
単糖類 27
窒素出納 24, 25
中心静脈栄養 3

な
二糖類 27
乳酸アシドーシス 28, 30
尿素窒素 25

は
ビタミンA 31
ビタミンB_1 28, 30
ビタミンB_{12} 31
ビタミンD 31
ビタミンK 31
非蛋白カロリー／窒素比 24
必須アミノ酸 25
必須脂肪酸 27
標準体重 9
微量元素 35
補完的中心静脈栄養 3

ま
末梢静脈栄養 2

欧文

activity factor (AF) 16, 18
arm circumference (AC) 10
basal energy expenditure (BEE) 16, 17
body mass index (BMI) 8, 9
BUN 25
Harris-Benedict の式 16, 17
ideal body weight (IBW) 9
non-protein calorie／nitrogen (NPC／N) 24
objective data assessment (ODA) 11
stress factor (SF) 16, 18
subjective global assessment (SGA) 6
triceps skinfold thickness (TSF) 10

これでOK！静脈栄養のレシピ

定価　本体2,200円（税別）

平成27年2月15日　発行

監　修	濱田　康弘（はまだ　やすひろ）
編　集	川添　和義（かわぞえ　かずよし）
発行人	武田　正一郎
発行所	株式会社　じ　ほ　う

101-8421　東京都千代田区猿楽町1-5-15（猿楽町SSビル）
電話　編集　03-3233-6361　販売　03-3233-6333
振替　00190-0-900481
＜大阪支局＞
541-0044　大阪市中央区伏見町2-1-1（三井住友銀行高麗橋ビル）
電話　06-6231-7061

©2015　表紙デザイン・組版　（株）ビーコム　印刷　（株）日本制作センター
Printed in Japan

本書の複写にかかる複製，上映，譲渡，公衆送信（送信可能化を含む）の各権利は
株式会社じほうが管理の委託を受けています。

JCOPY ＜(社)出版者著作権管理機構　委託出版物＞
本書の無断複写は著作権法上での例外を除き禁じられています。
複写される場合は，そのつど事前に，(社)出版者著作権管理機構（電話 03-3513-6969，
FAX 03-3513-6979，e-mail：info@jcopy.or.jp）の許諾を得てください。

万一落丁，乱丁の場合は，お取替えいたします。
ISBN 978-4-8407-4683-0